春季高考复习指导丛书

商品贸易

（上册）

春季高考丛书编写委员会 编

電子工業出版社
Publishing House of Electronics Industry
北京·BEIJING

内 容 简 介

该书是电子工业出版社出版的，适用于山东省春季高考考生高三第一轮复习，可引领莘莘学子们走向成功的彼岸。参编教材的老师都是常年工作在教学一线，多年辅导高考毕业班，有着丰富的教学经验。该书知识点完备、思路清晰；解题方法新颖、总结全面；与考纲完美结合，实用性极佳。本书的编写以最新考纲为依据，合理编排各个章节，集教材、教法、训练、模拟于一身，力争实现以最少的精力投入换取最好的成绩。

图书在版编目（CIP）数据

商品贸易. 上册 / 春季高考丛书编写委员会编. —北京：电子工业出版社，2015.9
（春季高考复习指导丛书）

ISBN 978-7-121-26690-4

Ⅰ. ①商… Ⅱ. ①春… Ⅲ. ①商品学—中等专业学校—升学参考资料 Ⅳ. ①F830②F715

中国版本图书馆 CIP 数据核字（2015）第 164472 号

策划编辑：刘　佳
责任编辑：郝黎明
印　　刷：北京季蜂印刷有限公司
装　　订：北京季蜂印刷有限公司
出版发行：电子工业出版社
北京市海淀区万寿路 173 信箱　邮编　100036
开　　本：787×1 092　1/16　印张：11.5　字数：294.4 千字
版　　次：2015 年 9 月第 1 版
印　　次：2016 年 9 月第 2 次印刷
定　　价：32.00 元

凡所购买电子工业出版社图书有缺损问题，请向购买书店调换。若书店售缺，请与本社发行部联系，联系及邮购电话：（010）88254888，88258888。

质量投诉请发邮件至 zlts@phei.com.cn，盗版侵权举报请发邮件至 dbqq@phei.com.cn。

本书咨询联系方式：liujia@phei.com.cn，（010）88254247。

编　委　会

主　编：孙秋美　郭　明

副主编：孙德彩　王婷婷

参　编：任　静　孙佳珏　李爱玲　徐振楠

前言

自 1999 年开始，山东省实行对口高职招生考试，到 2012 年改为春季高考，正式和夏季高考平起平坐。中等职业教育迎来良好的发展机遇，为中职生插上了可以腾飞的翅膀，让他们能够飞向理想的高校，实现自己的人生梦想。职业教育的春天来了，全省 50 多所本科院校敞开大门迎接中职生的到来，把我省的技能教育推向高潮。在春季高考的带动下，我省中等职业教育蓬勃发展起来，教学、教研工作进入了一个新的天地。

《鸿翼》是电子工业出版社为中职生飞向理想高校所插的腾飞之翼，它出版的山东省春季高考复习指导丛书可引领莘莘学子走向成功的彼岸。参编教材的老师都是常年工作在教学一线，多年辅导高考毕业班，有着丰富的教学经验。该丛书知识点完备、思路清晰；解题方法新颖、总结全面；与考纲完美结合，实用性极佳。

《鸿翼·春季高考复习指导丛书·商品贸易（上册）》以最新考纲为依据，合理编排各个章节，集教材、教法、训练、模拟于一身，力争实现以最少的精力投入换取最好的成绩。【考纲要求】是本章最新考纲的解读，它明确了我们的学习目标，为学习指引方向。【命题分析】是作者根据近六年来高考动向对考题的解读，可帮助我们把握重点、难点、高考热点，合理安排学习时间，达到事半功倍的效果。【知识梳理】是本节基础知识、基本方法、基本能力的浓缩，是知识的再现和归纳。我们把知识点和有关例题编排在一起，有利于教师上课时把理论知识具体化。【题型归纳】是把涉及本节知识的题型归纳出来，理清思路，建模拓展。【基础训练】是针对大部分同学设计的训练，难度较低，范围较广，便于同学们掌握基础知识、提升基本能力。【提升训练】是针对部分优秀学生设计的训练，难度较大，针对高考训练性强。两个不同层次的训练有利于教师分层次教学，也有利于同学们结合自己的能力选择学习内容。【高考链接】是近六年考题的再现，可帮助同学们自我研究考题，把握学习方向和学习难度，也起到自我检测、高考体验的作用。

“一书在手，资料全有”，一本好书就是一位良师，它能帮助我们飞往成功的彼岸，指引我们实现人生的理想！

我们的编者精心设计、认真编写，可谓用心良苦，但由于时间仓促、任务量大，不尽人意之处在所难免。欢迎广大同仁批评指正，欢迎广大学子在使用过程中提出宝贵意见，并将此信息反馈到电子工业出版社（邮箱：liujia@phei.com.cn），以使本套丛书不断完善。同时，可登录电子工业出版社华信教育资源网（http://www.hxedu.com.cn/）下载其他相应资料及习题答案。

春季高考丛书编写委员会

目 录

国际贸易

市场营销基础

国际贸易

第一章　国际贸易概述
第二章　国际贸易政策
第三章　关税措施
第四章　非关税壁垒措施
第五章　鼓励出口和出口管制方面的措施
第六章　贸易条约和世界贸易组织

第一章

国际贸易概述

考纲要求

（1）理解国际贸易的含义。

（2）掌握国际贸易的分类。

（3）理解国际贸易的基本概念。

第一部分　国际贸易含义与分类

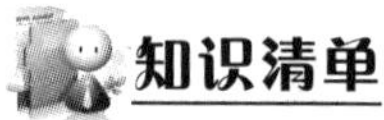

一、国际贸易的含义

指世界各国（地区）之间货物和服务的交换，是各国（地区）之间分工的表现，反映了世界各国（地区）在经济上的相互联系。

对国际贸易含义的理解：

（1）国际贸易是不同国家之间的商品、服务交换。

（2）国际贸易是各国生产在流通领域中的延伸，是再生产过程中的一个重要组成部分，它对再生产过程起着积极或消极的作用。

（3）国际贸易是世界各国在经济上、科学技术上相互联系、相互依赖的主要表现形式之一，是各国进行国际分工的纽带。

（4）国际贸易已成为衡量国民经济发展程度的标准之一。

（5）国际贸易所反映的不仅仅是实物商品和非实物商品的交换关系，它还可通过贸易利益的分配来反映不同国家之间、集团之间，甚至企业之间的经济地位和政治外交关系。

二、国际贸易的分类

1．按交易标的分类

（1）有形贸易。

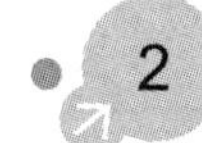

（2）无形贸易。

2．按商品流向分类

（1）出口贸易；

（2）进口贸易；

（3）过境贸易；

（4）复出口和复进口。

3．按清偿工具分类

（1）自由结汇贸易；

（2）易货贸易。

4．按统计标准分类

（1）总贸易；

（2）专门贸易。

5．按贸易是否有第三国参加分类

（1）直接贸易；

（2）间接贸易；

（3）转口贸易。

6．按经济发展水平分类

（1）水平贸易；

（2）垂直贸易。

7．按有无纸单证分类

（1）有纸贸易或单证贸易；

（2）无纸贸易或 EDI。

经典例题分析

【例 1】关于国际贸易说法错误的是（　　）。

A．它是不同国家之间的商品及服务交换

B．它是各国生产在流通领域的延伸

C．它仅反映实物商品和非实物商品的交换关系

D．它已成为衡量国民经济发展程度的标准之一

【答案】C

【分析】本题主要考察对国际贸易含义的理解，国际贸易不仅仅反映实物商品和非实物商品的交换关系，它还可通过贸易利益的分配来反映不同国家之间、集团之间，甚至企业之间的经济地位和政治外交关系。

【例 2】对复出口的商品来说，下列做法正确的是（　　）。

A．可以经过简单加工　　　　B．不列入国际贸易收支统计，单独统计

C．拿到国内市场销售　　D．以上都不对

【答案】B

【分析】复出口是出口贸易的变形，指输入本国的外国货物未经加工再输出。复出口的商品不列入国际贸易收支统计数字中，而是另外单独加以统计。

【例3】转口贸易与过境贸易的本质区别是（　　）。

A．是否间接运输　　B．是否经过第三国

C．是否直接运输　　D．是否有第三国贸易商参与

【答案】D

【分析】转口贸易，商品从生产国转移到消费国的整个交易过程中，第三国贸易商参与并起到转手的作用。第三国参与交易的整个过程，并且商品的所有权发生了转移。而在过境贸易中，商品必须通过第三国运往另一国，商品所有权并不发生转移。

【例4】关于转口贸易，下列说法错误的是（　　）。

A．货物所有权发生转移　　B．货物必须经过第三国运送

B．有第三国贸易商参与　　D．列入本国的进出口统计

【答案】B

【分析】转口贸易与过境贸易的不同是货物所有权是否发生转移，转口贸易不必经过第三国进行运送的。

能力训练与提升

1．那些有形的、可以看得见的物质属性商品的进出口贸易活动称为（　　）。

A．无形贸易　　B．有形贸易　　C．总贸易　　D．专门贸易

2．商品通过一国海关必须向海关申报，海关依法征税并列入海关统计的是（　　）。

A．有形贸易　　B．无形贸易　　C．水平贸易　　D．垂直贸易

3．国际贸易又可称为（　　）。

A．对外贸易　　B．国外贸易　　C．海外贸易　　D．世界贸易

4．世界贸易总值是指（　　）。

A．世界进口总值加世界出口总值　　B．世界出口总值

C．世界进口总值　　D．各国对外贸易值

5．以金额表示的一国的对外贸易，称为（　　）。

A．对外贸易值（额）　　B．对外贸易量

C．贸易差额　　D．无形贸易

6．运输、保险、金融、国际旅游、技术有偿转让等方面的各种服务提供和接受属于（　　）。

A．有形贸易　　B．无形贸易　　C．水平贸易　　D．专门贸易

7．计算机软件技术的有偿转让属于（　　）。

A．无形贸易　　B．有形贸易　　C．总贸易　　D．专门贸易

8．以国境为标准划分和统计的进出口贸易称为（　　）。

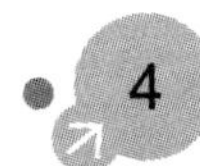

A．总贸易　　B．专门贸易　　C．复出口贸易　　D．复进口贸易

9．商品生产国与商品消费国直接买卖货物的行为称为（　　）。

A．直接贸易　　B．间接贸易　　C．转口贸易　　D．过境贸易

10．发达国家之间所展开的贸易活动称为（　　）。

A．水平贸易　　B．垂直贸易　　C．直接贸易　　D．间接贸易

11．输出国出口的本国货物未经加工再输入称为（　　）。

A．复出口　　B．复进口　　C．净出口　　D．净进口

12．以经过计价的货物互相作为清偿工具的国际贸易称为（　　）。

A．进口贸易　　B．出口贸易　　C．现汇贸易　　D．易货贸易

考情回眸

1．（2008 年）运输、保险、金融、国际旅游等方面的各种服务的提供和接受以及其他非物质形态的进出口贸易活动属于（　　）。

A．无形贸易　　B．间接贸易　　C．有形贸易　　D．不可储存贸易

【答案】A

【分析】本题考察的是无形贸易与有形贸易的区别。

2．（2009 年）从根本上说，国际贸易产生和发展的基础有两个，一个是社会生产力的发展，另一个是（　　）。

A．剩余产品的出现　　B．社会分工的扩大

C．出现各自为政的国家实体　　D．贸易的产生

【答案】B

【分析】本题主要考察的是对国际贸易含义的理解。

3．（2009 年）近年来，到国外旅游的中国游客越来越多，这属于（　　）。

A．过境贸易　　B．水平贸易　　C．专门贸易　　D．无形贸易

【答案】D

【分析】无形贸易是指一切不具备物质自然属性的商品或无形商品的国际交易活动。

4．（2010 年）我国甲公司通过韩国乙公司从美国进口两台机械设备，设备自美国运至我国境内使用。乙公司从事的是（　　）。

A．直接贸易　　B．间接贸易　　C．转口贸易　　D．过境贸易

【答案】C

【分析】商品生产国与商品消费国通过第三国进行的贸易，而且货物的所有权发生了转移，对第三国来说是转口贸易。

5．（2011 年）关于易货贸易，下列说法错误的是（　　）。

A．把进口与出口直接联系起来

B．我国大陆对我国的港、澳、台地区的贸易主要采用这种形式

C．可以达到节省外汇资金的目的

D．要求互换的货物要品种相当，换货的总金额相等

【答案】B

【分析】按照清偿工具不同分类，国际贸易可以分为自由结汇贸易和易货贸易。我国对西方国家和我国的港、澳、台地区的贸易主要采用自由结汇贸易。

6.（2013 年）从根本上说，国际贸易产生和发展的基础是社会生产力的发展和（　　）。

A．有剩余产品可供交换　　B．国家的出现

C．国际市场的形成　　D．社会分工的扩大

【答案】D

【分析】本题考查对国际贸易含义的理解。主要考察的是国际贸易产生和发展的基础。

7.（2014 年）关于过境贸易，下列说法错误的是（　　）。

A．商品从甲国经由乙国向丙国输送销售，对乙国来说是过境贸易

B．过境贸易分为直接过境贸易和间接过境贸易两种

C．在过境贸易中，货物的所有权发生转移

D．有些内陆国家同非邻国的贸易，其货物必须通过第三国过境

【答案】C

【分析】过境贸易是指甲国向乙国运送商品，由于地理位置的原因，必须通过第三国，对第三国来说，虽然没有直接参与此项交易，但商品要进出该国的国境或关境。过境贸易可分为直接过境贸易和间接过境贸易两种。过境贸易的货物所有权没有发生转移。

8.（2015 年）关于专门贸易，下列说法错误的是（　　）。

A．专门贸易是以关境为标准划分和统计的进出口贸易

B．专门贸易统计标准被意、法、德、英等国所采用

C．对一国来说，专门进口额与专门出口额相加即为专门贸易额

D．以关境为标准统计对外贸易的国家规定，当外国商品进入国境后，如果暂时存放在保税区，不进入关境，则这些商品一律不列为进口

【答案】B

【分析】专门贸易统计标准被意、法、德、瑞士等国采用。

第二部分　国际贸易的基本概念

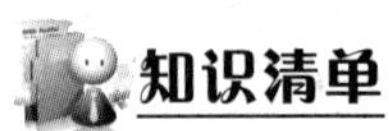

知识清单

一、国际贸易与对外贸易

区别点 概念	含义不同	范围不同
国际贸易	亦称“世界贸易”，泛指国际间的货物和服务的交换	全球范围的货物和服务的交换
对外贸易	亦称“国外贸易”，指一个国家与另一个国家之间的货物和服务的交换	一个国家或地区范围的货物和服务的交换

二、对外贸易值与对外贸易量

1. 对外贸易值

（1）定义。

指一定时期内，一国的出口贸易值与进口贸易值之和。

（2）世界贸易总值。

世界贸易总值等于世界出口贸易总值。

2. 对外贸易量

（1）定义。

以一定时期的不变价格为标准来计算的对外贸易值，即剔除价格变动影响后，以不变价格计算的贸易值。

（2）计算。

$$对外贸易量=\frac{对外贸易值}{价格指数}$$

三、贸易差额

1. 定义

一个国家或地区在一定时期内，出口贸易总额与进口贸易总额之间的差额。

2. 贸易顺差

出口总额大于进口总额，又称贸易盈余或出超。

3. 贸易逆差

出口总额小于进口总额，又称贸易赤字或入超。

4. 意义

贸易差额是衡量一个国家对外贸易状况的重要指标，也是表示一个国家经济状况和国际收支状况好坏的重要指标。

四、净出口与净进口

1. 净出口

在一定时期内，一国同种商品的出口数量大于进口数量，其差额称为净出口。

2. 净进口

在一定时期内，一国同种商品的出口数量小于进口数量，其差额称为净进口。

五、国际贸易商品结构

1. 定义

在一定时期内各类商品分别在进出口贸易总额中所占的比重。

2. 分类

（1）初级产品；

（2）工业制成品。

3. 总趋势

初级产品的比重逐渐减少，工业制成品的比重不断增加，尤其是技术密集型产品的比重增加得更为迅速。

六、国际贸易地理方向

指国际贸易的地区分布和商品流向，也就是各个地区、各个国家在国际贸易中所占的比重和地位，通常用它们的出口额（或进口额）占世界出口贸易总额（或进口贸易总额）的比重来表示，表明各国和各洲在国际贸易中的地位。

七、国际贸易条件

1. 定义

一国在一定时期内的出口商品价格指数与进口商品价格指数之间的比率。又称为“进出口交换比价或交换比价”。

2. 公式

$$TOT=\frac{\text{出口价格指数}}{\text{进口价格指数}}$$

TOT 大于 1，说明该国贸易条件好转，出口一个单位的产品能换回超过一个单位的进口产品，则该国出口越多，交换越有利。

TOT 等于 1，说明该国贸易条件不变。

TOT 小于 1，说明该国贸易条件恶化，出口越多，从商品交换来看越不利，贸易条件甚至可以恶化到出口增加越多而收入减少的地步。针对这种现象，政府应积极采取措施，调整进出口商品结构，以改善对外贸易的不利状况。

八、外贸依存度

1. 定义

从定性的角度界定，指一国的经济依赖于外贸的程度。

从定量的角度表示，指一国在一定时期内对外贸易总值与国内生产总值或国民生产总值之比。

2. 公式

$$Z=\frac{X+M}{GDP\text{（或 }GNP\text{）}}\times 100\%$$

经典例题分析

【例 1】一国在一定时期内的进出口商品价格指数之间的比率是（　　）。

A. 对外贸易量　　B. 贸易量指数　　C. 贸易条件　　D. 外贸依存度

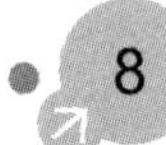

【答案】C

【分析】本题主要考察的是国际贸易的基本概念。贸易条件是指一国在一定时期内的出口商品价格指数与进口商品价格指数之间的比率。

【例 2】能够真正反映一个国家对外贸易实际规模的指标是（ ）。

A．对外贸易依存度　　B．对外贸易额

C．对外贸易量　　D．对外贸易值

【答案】C

【分析】用货币表示的不同时期的对外贸易值，由于商品价格经常变动，所以不能准确地反映对外贸易实际规模的发展和变化。应该用对外贸易量才能较准确地反映对外贸易规模的变化。对外贸易量以一定时期的不变价格来计算对外贸易规模的近似值，因此能更准确地反映对外贸易实际规模。

【例 3】一定时期内（比如 1 年）各类商品分别在进出口贸易额中所占的比重是（ ）。

A．贸易差额　　B．对外贸易值

C．国际贸易商品结构　　D．国际贸易地理方向

【答案】C

【分析】国际贸易商品结构是指在一定时期内各类商品分别在进出口总额中所占的比重。各类进出口商品在一国对外贸易总值中所占的比重，就是该国对外贸易商品的结构。

能力训练与提升

一、选择题

1．一国与另一国之间的货物和服务的交换是（ ）。

A．国际贸易　　B．对外贸易　　C．对外贸易值　　D．对外贸易量

2．一定时期内，一国的出口贸易值与进口贸易值之和被称为（ ）。

A．国际贸易　　B．对外贸易

C．对外贸易总值　　D．对外贸易量

3．一个国家在同种商品上既有出口又有进口，在一定时期内，如该商品出口数量大于进口数量，其差额称为（ ）。

A．净出口　　B．净进口　　C．复出口　　D．复进口

4．国际贸易的商品结构一般分为（ ）。

A．生产资料和生活资料　　B．农副产品和工业品

C．制成品与半制成品　　D．初级产品与工业制成品

二、计算题

1．已知某国的 1980 年国民生产总值为 5000 亿美元，商品进口贸易额为 550 亿美元，出口贸易额为 450 亿美元，试求该国的外贸依存度、出口依存度、进口依存度。

2．德国某年的进口总额为 7940 万美元，出口总额为 9085 万美元，计算德国该年的贸易差额并分析其国际收支状况。

3．某国以 2005 年为基准年，其进出口价格指数为 100%，到 2006 年，出口商品价格上涨了 6%，进口商品价格下降了 3%，计算并判断该国 2006 年对外贸易条件的情况。（计算结果精确到小数点后三位）

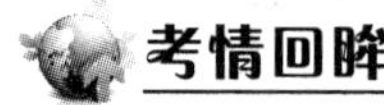

考情回眸

1．（2009 年）某国 2007 年的国内生产总值为 60 000 亿美元，出口总值为 2580 亿美元，当年的贸易顺差为 60 亿美元，计算该国当年的对外贸易依存度。

【答案】由贸易差额=出口总额-进口总额，得到进口贸易总值=2580-60=2520 亿美元

$$Z=\frac{X+M}{GDP（或GNP）}\times100\%=（2580+2520）/60\ 000\times100\%=8.5\%$$

2．（2010 年）美国在汽车贸易方面既有出口也有进口，如果某年汽车出口数量大于进口数量，其差额称为（　　）。

A．净出口　　B．净进口　　C．复出口　　D．复进口

【答案】A

3．（2013 年）某国 2011 年国内生产总值为 80 000 亿美元，进口总值为 7320 亿美元，当年的贸易逆差为 240 亿美元。计算该国当年的外贸依存度。

【答案】

出口总值=进口总值-贸易逆差=7320-240=7080 美元

$$Z=\frac{X+M}{GDP（或 GNP）}\times100\%\times100\%=7080+7320/80\ 000\times100\%=18\%$$

4．（2014 年）已知某国以 2012 年为基准年，其进出口价格指数均为 100%，到 2013 年，出口价格指数下降 4%，进口价格指数上涨 3%。请计算该国 2013 年的国际贸易条件，并分析该国对外贸易状况。（计算结果保留三位小数）

【答案】

解：国际贸易条件（TOT）$\dfrac{出口价格指数}{进口价格指数}$=（100%-4%）/（100%+3%）≈0.932

∵TOT≈0.932<1

∴该国 2013 年的国际贸易条件恶化。

该国出口越多，从商品交换来看越不利，贸易条件甚至可以恶化到出口增加越多而收入反而减少的地步。

5.（2015 年）以 2013 年为基准年，甲国 2013 年的出口价格指数为 100%，出口贸易量为 320 亿美元；到 2014 年，甲国的出口价格指数下降了 3%，出口额为 388 亿美元。试通过计算出口量来判断甲国 2014 年相对于 2013 年出口贸易的实际规模变动幅度。

【答案】

解：甲国 2014 年的出口贸易量=$\dfrac{出口额}{出口价格指数}=\dfrac{388}{100\%-3\%}$=400 亿美元

甲国 2014 年相对于 2013 年出口贸易的实际规模变动幅度=$\dfrac{400-320}{320}\times 100\%$=25%

甲国 2014 年相对于 2013 年出口贸易的实际规模增加了 25%。

第二章 国际贸易政策

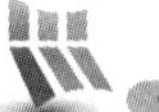

考纲要求

1．了解对外贸易政策的类型。
2．掌握保护贸易政策。
3．掌握英国的自由贸易政策。
4．理解二战后的贸易自由化。

第一部分　国际贸易政策概述

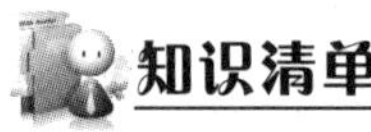

一、对外贸易政策的目的

二、对外贸易政策的构成

三、对外贸易政策的类型

（1）自由贸易政策：国家取消对进出口贸易的限制和障碍，取消对本国进出口商品的优待和特权，使商品自由进出口，在国内外市场上自由竞争。

（2）保护贸易政策：国家广泛采用各种限制进口的措施保护本国市场，免受外国商品的竞争，并对本国出口商品给予优惠和补贴以鼓励商品出口。

（3）区别：自由贸易政策一般是一国（地区）经济实力强大，经济发展迅速，本国产品竞争力强时所采取的一种对外贸易政策。

保护贸易政策一般是一国（地区）经济处于不发达或衰退时期所采取的一种对外贸易政策。

四、对外贸易政策的演变

时间	政策	代表国家
资本主义生产方式准备时期	重商主义下的强制性保护政策	英国
资本主义自由竞争时期	自由贸易政策	英国
	保护贸易政策	美国、德国
19 世纪末至 20 世纪 30 年代	垄断性质的超保护贸易政策	英国
20 世纪 50 年代至 70 年代	贸易自由化	美国
20 世纪 70 年代中期后	新贸易保护主义	
20 世纪 80 年代中期后	管理贸易政策	美国

经典例题分析

【例 1】资本主义两种贸易政策并存的时期是（　　）。

A．资本主义生产方式准备时期　　B．资本主义自由竞争时期

C．19 世纪末到二战前　　D．二战后

【答案】B

【分析】在资本主义自由竞争时期，因欧美各国资本主义经济和对外贸易发展的不平衡，出现了两种贸易政策，其中资本主义经济发展比较迅速的英国推行了自由贸易政策，但在一些经济发展起步较晚的国家如美国、德国，采取了保护贸易政策。

【例 2】关于对外贸易政策，下列说法错误的是（　　）。

A．各国的对外贸易政策大体上可分为自由贸易政策和保护贸易政策两类

B．它由外贸总政策、进出口政策、国别贸易政策构成

C．当一国经济强大的时候，应该采取保护贸易政策

D．对外贸易总政策是各国总经济政策的重要组成部分

【答案】C

【分析】当一国经济实力强大，经济发展迅速，本国产品竞争力强时，应该采取自由贸易政策；而保护贸易政策一般是一国经济处于不发达或衰退时期所采取的一种对外贸易政策。

能力训练与提升

一、选择题

1．一般是一国经济实力强大，经济发展迅速，本国产品竞争力强时所采用的贸易政策是（　　）。

A．自由贸易政策　　B．自由竞争时期的保护贸易政策

C．管理贸易政策　　D．二战期间的超保护贸易政策

2．20 世纪 80 年代中期，实行的是（　　）。

A．晚期重商主义政策　　B．新贸易保护主义政策

C．管理贸易政策　　D．超保护贸易政策

3．20 世纪 50 年代至 70 年代初，资本主义国家对外贸易政策主要倾向是（　　）。

A．新重商主义　B．贸易自由化　C．贸易保护主义　D．超保护贸易政策

二、简答题

简述自由贸易政策的内容。

第二部分　保护贸易政策

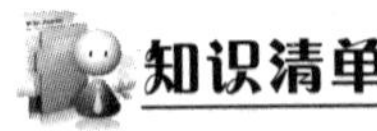

知识清单

一、重商主义保护贸易政策

政策	时间	中心	人物	代表作	措施
早期重商主义	15 世纪到 16 世纪中叶	货币差额论	威廉·斯塔福德	《对我国同胞某些控诉的评述》	1．禁止货币出口，由国家垄断所有的货币交易。2．要求外国人来本国进行贸易时，必须将其销售货物的全部款项用于购买本国的货物
晚期重商主义	16 世纪下半叶到 17 世纪	贸易差额论	托马斯·孟	《英国得自对外贸易的财富》	1．以补贴和出口退税等措施鼓励出口。2．禁止重要原料的出口，但许可自由输入原料，加工后出口。3．减低和免除出口税。4．设立特权贸易公司，实行独占性的殖民地贸易政策。5．与外国签订贸易条约

二、自由竞争时期的保护贸易政策

1．保护贸易政策的特点

（1）保护的阶段性；

（2）保护的有选择性；

（3）贸易保护政策的执行与整个国民经济、工业发展目标相结合；

（4）贸易保护的主要措施。

① 以高关税禁止和限制国内幼稚产业部门产品的进口；

② 以低关税和免税鼓励复杂机器设备、原材料等国内无法生产但急需的商品进口；

③ 向私营工业发放政府信用贷款、津贴、奖金等为其发展提供必要资金。

2．汉密尔顿的保护贸易理论

3．李斯特的保护贸易理论

（1）对古典学派的国际贸易提出批评。

（2）各国经济发展必须经历五个阶段，即原始未开化时期、畜牧时期、农业时期、农工业时期、农工商时期。

（3）主张国家对经济实行干预。

（4）保护对象的条件：① 农业不需保护；② 一国工业虽然幼稚，但在没有强有力的竞争者时，也不需要保护；③ 只有刚刚开始发展且有强有力的外国竞争者幼稚工业才需要保护。

（5）保护国内工业的重要手段是关税，通过禁止输入与征收关税的办法来保护幼稚工业，以免税或征收轻微进口税方式鼓励复杂机器进口。

三、二次大战期间的超保护贸易政策

1．超保护贸易政策的特点

（1）保护的对象扩大了；

（2）保护的目的变了；

（3）保护转入进攻性；

（4）保护的阶段转化；

（5）保护的措施多样化；

（6）组成货币集团，瓜分世界市场。

2．凯恩斯的超保护贸易理论

（1）主张贸易顺差。

（2）凯恩斯的对外贸易乘数理论。

一国的出口和国内投资一样，有增加国民收入的作用；一国的进口则与国内的储蓄一样有减少国民收入的作用。当商品劳务出口时，从国外得到的货币收入会使出口产业部门收入增加，消费增加，必然引起其他产业部门生产增加、就业增加、收入增加……如此反复下去，收入增加量将为出口增加量的若干倍。只有当贸易为出超或国际收支为顺差时，对外贸易才能增加一国就业量，提高国民收入，此时国民收入的增加量将为贸易顺差的若干倍，这就是对外贸易乘数理论的含义。

四、新贸易保护主义

1. 政策特点

（1）保护的商品不断增加；

（2）限制进口措施的重点从关税转向非关税。

① 非关税措施的项目日益繁杂；

② 非关税措施的利用范围日益扩大；

③ 非关税措施的歧视性增长。

2. 贸易保护的重心从限制进口转向鼓励出口

3. 贸易保护日益系统化、合法化

4. 新贸易保护主义对国际贸易的影响

（1）扭曲了国际贸易商品流向，降低了国际贸易增长速度；

（2）严重损伤了发达国家、发展中国家的经济贸易；

（3）发达国家没有获得预期的保护政策效果，经济增长没能走出低迷。

五、发展中国家的保护贸易

1. 政策特点

二战后，发展中国家的发展战略和发展方向总体上可归纳为两种模式，一是内向型发展战略，二是外向型发展战略。由此围绕发展战略而采取的贸易政策有进口替代政策和出口导向政策。

2. 普雷维什的贸易保护理论

（1）中心—外围论。

① 中心国家通过资本输出；凭借其技术和管理上的垄断优势构筑和强化外围国家在经济上对中心国家的依赖关系；

② 传统的国际分工造成外围国家经济结构的单一性，使外围国家成为中心国家原料产地和制成品销售市场；

③ 外围国家贸易条件长期恶化。

（2）贸易条件恶化论。

① 技术进步利益分配不均衡；

② 制成品的市场结构具有垄断性。

经典例题分析

【例 1】在重商主义阶段，提出“贸易差额论”的代表人物是（　　）。

A．威廉・斯塔福德　　B．托马斯・孟

C．汉密尔顿　　D．凯恩斯

【答案】B

【分析】早期重商主义以威廉·斯塔福德为代表，以“货币差额论”为中心。晚期重商主义以托马斯·孟为代表，以“贸易差额论”为中心。

【例 2】下列观点属于李斯特保护贸易理论的是（　　）。

A．奖励出口，限制进口，保证贸易出超，达到金银流入的目的

B．保护刚刚开始且有强有力外国竞争的幼稚产业

C．保护本国高度发达的资本主义垄断工业

D．两利取重，两劣取轻

【答案】B

【分析】李斯特提出保护对象的条件是① 农业不需保护；② 一国工业虽然幼稚，但在没有强有力的竞争者时，也不需要保护；③ 只有刚刚开始发展且有强有力的外国竞争者幼稚工业才需要保护。

【例 3】普雷维什将世界分为中心国家和外围国家，由发达国家构成的体系是（　　）。

A．中心体系　　B．外围体系

C．外向型战略　　D．内向型战略

【答案】A

【分析】普雷维什将世界分为中心国家和外围国家，即由发达国家构成的中心体系和由发展中国家构成的外围体系。

能力训练与提升

一、选择题

1．在 15～17 世纪，欧洲资本原始积累时期代表商业资本利益的经济思想和政策体系是（　　）。

A．重商主义　　B．中心—外围论

C．贸易条件恶化论　　D．超保护贸易理论

2．晚期重商主义阶段的中心思想是（　　）。

A．货币差额论　　B．贸易差额论　　C．中心—外围论　　D．贸易条件恶化论

3．早期的重商主义学说，以“货币差额论”为中心，其代表人物是（　　）。

A．托马斯・孟　　B．威廉・斯塔福德　C．汉密尔顿　　D．亚当・斯密

4．被认为是重商主义“圣经”的是（　　）。

A．《对我国同胞某些控诉的评述》　　B．《英国得自对外贸易的财富》

C．《就业、利息和货币通论》　　D．《国富论》

5．李维特将各国经济发展划分了五个阶段，他认为国家需要采取保护措施的阶段是（　　）。

A．畜牧时期　　B．农业时期　　C．农工商时期　　D．农工业时期

6．晚期重商主义也称贸易差额论，其主要政策主张是（　　）。

A．禁止货币出口　　B．禁止贵重金属外流

C．奖出限入，保证贸易出超　　D．由国家垄断全部货币贸易

7．在（　　）时期内资本主义两种贸易政策并存。

A．资本主义生产方式准备时期　　B．资本主义自由竞争时期

C．19 世纪末到二战前　　D．二战后

8．19 世纪上半叶，德国保护贸易政策的代表人物是（　　）。

A．凯恩斯　　B．托马斯·孟

C．威廉·斯塔福德　　D．李斯特

二、简答题

1．自由竞争时期的保护贸易政策有哪些特点？

2．超保护贸易政策有哪些特点？

3．新贸易保护主义政策有哪些特点？

4．新贸易保护主义对国际贸易有哪些影响？

考情回眸

1．（2009 年）“一动不动的放在钱柜里的资本是死的，流通中的资本却会不断增值，……人们开始把自己的金币当作诱鸟放出去，把别人的金币引进来。”这段话体现的观点是（　　）。

A．对外贸易乘数理论　　B．货币差额论

C．贸易差额论　　D．“比较成本”理论

【答案】C

【分析】本题主要考查各种政策理论的内容。晚期重商主义以英国的托马斯·孟为代表，以“贸易差额论”为中心，他们认识到货币（金银）是流通手段，金银只有在不断运动中才能增值。所以真正要增加国内的金银（财富），必须积极发展对外贸易，使贸易产生顺差。

2．（2010 年）李斯特认为，只有处于农工业时期的国家需要采取保护政策，以避免与先进国家的竞争。这种保护政策保护的是本国的（　　）。

A．垄断工业　　B．幼稚工业　　C．农业　　D．服务业

【答案】B

【分析】李斯特的保护贸易理论中心，是保护国内有前途的幼稚工业，用关税阻挠外国廉价的工业品对国内幼稚工业的冲击。

3．（2011 年）《就业、利息和货币通论》一书的作者提出了（　　）。

A．货币差额论　　B．贸易差额论

C．对外贸易乘数理论　　D．贸易条件恶化论

【答案】C

【分析】《就业、利息和货币通论》一书的作者是凯恩斯，凯恩斯提出了对外贸易乘数理论。

4．（2011 年）根据普雷维什的中心—外围论，构成中心体系的是（　　）。

A．工业制成品　　B．初级产品

C．发达国家　　D．发展中国家

【答案】C

【分析】二战以后，阿根廷经济学家普雷维什提出了中心—外围论，即由发达国家构成的中心体系和由发展中国家构成的外围体系。

5．（2013 年）李斯特认为（　　）。

A．只有处于农工商时期的国家需要采取保护政策

B．一切商品输入都会减少货币，而减少货币对国家有害

C．国家应当对经济实行干预

D．对本国幼稚工业的保护时间以 10 年为最高期限

【答案】C

【分析】李斯特的保护贸易理论：① 对古典学派的国际贸易提出批评；② 各国经济发展必须经历五个阶段；③ 主张国家对经济实行干预；④ 保护对象的条件及期限；⑤ 保护国内工业的重要手段是关税，通过禁止输入与征收关税的办法来保护幼稚工业，以免税或征收轻

微进口税方式鼓励复杂机器进口。所以选 C。

6.（2015 年）《英国得自对外贸易的财富》一书被认为是重商主义的“圣经”，这本书的作者主张（　　）。

A．两利取重，两劣取轻

B．保护国内幼稚工业

C．货币产生贸易，贸易增多货币

D．禁止货币输出，反对商品输入

【答案】C

【分析】《英国得自对外贸易的财富》是晚期重商主义代表人物托马斯·孟的著作，他的主张是“贸易差额论”，即货币产生贸易，贸易增多货币。

7.（2015 年）下列不属于新贸易保护政策特点的是（　　）。

A．组成货币集团，瓜分世界市场

B．限制进口措施的重点从关税转向非关税

C．贸易保护的中心从限制进口转向鼓励出口

D．贸易保护日益系统化、合法化

【答案】A

【分析】本题主要考查新贸易保护政策的特点，答案 A 属于超保护贸易政策的特点。

8.（2014 年）长期以来，中美两国经贸关系的主脉一直为美国投资—中国制造。举个简单的例子，假定美国生产一双耐克鞋的成本是 20 美元，转移到中国生产，其离岸成本价格仅为 4 美元。中国赚取的只不过是员工的薪水和企业上缴的税金，企业获得的利润仅为 0.4 美元。

近些年，随着人民币的升值，这种局面有所改观。人民币升值过程中，给中国政府施加压力最大的是美国。人民币的升值导致美国消费者必须以更高的价格才能买到中国商品，而以人民币衡量的美国商品则十分便宜。很多美国出口商利用这个机会积极扩大对中国市场的出口。这样一种形势，迫使我们必须优化国际贸易商品结构，改善我国的对外贸易状况。

根据以上内容回答下列问题：

普雷维什提出的“中心—外围”理论，将世界分为中心体系和外围体系。形成这种局面的原因是什么？根据这一理论，美国处于哪个体系？

【答案】

形成这种局面的原因是：

① 中心国家通过资本输出，凭借其技术和管理上的垄断优势构筑和强化外围国家在经济上对中心国家的依赖关系；

② 传统的国际分工造成外围国家经济结构的单一性，使外围国家成为中心国家原料产地和制成品销售市场；

③ 外围国家贸易条件长期恶化。

根据这一理论，美国处于中心体系。

第三部分　自由贸易政策

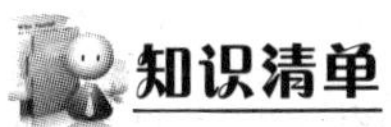

知识清单

一、英国的自由贸易政策

1．英国自由贸易政策的兴起与胜利

（1）废除谷物法

（2）关税税率逐步降低，纳税商品数目减少

（3）废除航海法

（4）改变殖民地贸易政策

2．亚当·斯密的"绝对成本"理论

（1）分工能提高劳动生产率的理由。

① 分工能使劳动者的技术熟练程度增进，可以提高劳动生产率。

② 分工使人专门从事某项作业，可以节省与生产没有直接关系的时间。

③ 分工使专门从事某项作业的劳动者比较容易改良工具和发明机械。亚当·斯密采用由个人、家庭推及整个国家的办法论证了国际分工的合理性。

（2）亚当·斯密的理论。

自由贸易会引起国际分工，国际分工的基础是有利的自然禀赋，或后天的有利生产条件。它们可以使一国在生产上和对外贸易方面处于比其他国家有利的地位。如果各国都按照各自的有利的生产条件进行分工和交换，将会使各国的资源、劳动力和资本得到最有效的利用，将会大大提高劳动生产率和增加物质财富。

3．大卫·李嘉图的"比较成本"理论

① 李嘉图继承并发展了亚当·斯密绝对成本理论，他认为在国际分工和国际贸易中起决定作用的不是绝对成本而是比较成本，并把它们作为国际分工的理论基础。

② 每个国家应集中力量生产那些"两利取重，两劣取轻"的产品进行交换，这样就可以增加产品总量，节约社会劳动和资本，形成互利的国际分工和国际贸易。

二、第二次世界大战后的贸易自由化

1．贸易自由化的主要表现

（1）大幅度消减关税；

（2）减少或撤销非关税壁垒；

（3）放宽外汇管制。

2. 战后贸易自由化的特点

（1）历史上的自由贸易政策倡导者是英国。二次世界大战后，美国积极主张取消关税与进口数量限制，成为贸易自由化的积极推行者。

（2）战后贸易自由化的经济基础雄厚，贸易自由化席卷全球。

（3）战后贸易自由化是在国家垄断资本主义日益加强的条件下发展起来的，它主要反映了垄断资本的利益。

（4）战后贸易自由化主要是通过国际多边贸易协定——关贸总协定在世界范围内进行的，此外，区域性经济一体化组织的内部联合与合作，也促进了地区性商品、生产要素的自由流通。

（5）战后贸易自由化发展不平衡。

① 发达国家之间贸易自由化程度超过它们对发展中国家贸易的自由化程度；

② 区域性经济贸易集团内部贸易自由化超过了集团外部的贸易自由化；

③ 不同商品贸易自由化的程度也不一样，工业品贸易自由化超过了农产品的贸易自由化，机器设备的贸易自由化超过了工业消费品的贸易自由化。

（6）战后贸易自由化大大促进了世界经济和贸易的高速发展，确立了各国贸易政策发展的总趋向，为国家贸易、经济可通过协商获得发展提供了先例。

经典例题分析

【例 1】二战后的贸易自由化表现不包括（　　）。

A．大幅度消减关税　　B．减少或撤销非关税壁垒

C．放宽外汇管制　　D．加强对贸易的监管

【答案】D

【分析】二战后的贸易自由化表现为：（1）大幅度消减关税；（2）减少或撤销非关税壁垒；（3）放宽外汇管制。相反，当一国欲采取保护贸易政策时，也相应地会提高关税税率，增加非关税壁垒，加强对外汇的管制。

【例 2】自由贸易政策理论起源于（　　）。

A．法国的重农主义　　B．古典政治经济学

C．资本主义自由竞争时期　　D．重商主义时期

【答案】A

【分析】自由贸易政策的理论起源于法国的重农主义，完成于古典派政治经济学。

【例 3】下列不属于自由竞争时期保护贸易政策的主要措施的是（　　）。

A．减低或免除出口税

B．以高关税和禁止进口限制国内幼稚产业部门产品的进口

C．向私营企业发放政府信用贷款、津贴

D．低税或免税鼓励原材料等国内无法生产但急需的商品进口

【答案】A

【分析】自由竞争时期保护贸易政策的主要措施有：① 以高关税禁止和限制国内幼稚产

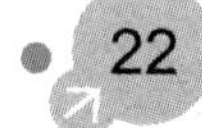

业部门产品的进口；② 以低关税和免税鼓励复杂机器设备、原材料等国内无法生产但急需的商品进口；③ 向私营工业发放政府信用贷款、津贴、奖金等为其发展提供必要资金。

能力训练与提升

一．选择题

1．大卫李嘉图的主要著作是（　　）。

A．《国富论》　　B．《就业、利息和货币通论》

C．《政治经济学的国民体系》　　D．《政治经济学及赋税原理》

2．如果甲国使用同样数量的资源比乙国能生产更多的同一种商品，那么甲国在该种商品的生产上是（　　）。

A．有相对利益　B．相对有利　C．绝对有利　D．绝对不利

3．甲乙两国都生产服装和自行车，甲国生产一单位服装和自行车分别需要 8 和 20 个劳动单位，而乙国则要分别投入 5 和 18 个劳动单位。下列说法错误的是（　　）。

A．甲国在自行车的生产上拥有比较优势

B．甲国在自行车的生产上拥有绝对优势

C．甲国应该生产服装并向乙国出口

D．乙国应该生产自行车并向甲国出口

4．在资本主义自由竞争时期，推行自由贸易政策的国家是（　　）。

A．德国　B．法国　C．美国　D．英国

二．简答题

1．自由贸易政策在英国取得的胜利表现在哪些方面？

2．战后贸易自由化具有哪些特点？

三、计算题

利用亚当·斯密的"绝对成本"理论，将以下表格填写完整，并分析国际分工、交换对两个国家带来的利益。

	国家	酒产量（单位）	所需劳动投入（小时/人）	毛呢产量（单位）	所需劳动投入（小时/人）
分工前	甲国	1	120	1	70
	乙国	1	80	1	110
分工后	甲国				
交换后	甲国				

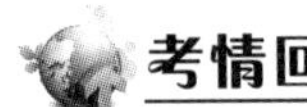

考情回眸

1.（2009 年）关于二战后贸易自由化发展不平衡的表现，下列说法错误的是（　　）。

A．发达国家之间贸易自由化程度超过它们对发展中国家贸易自由化程度

B．区域性经济集团内部贸易自由化程度超过集团对外部贸易自由化程度

C．工业消费品的贸易自由化超过机器设备的贸易自由化

D．工业品的贸易自由化超过农产品的贸易自由化

【答案】C

【分析】二战后贸易自由化发展不平衡表现在：（1）发达国家之间贸易自由化程度超过它们对发展中国家贸易自由化程度；（2）区域性经济集团内部贸易自由化程度超过集团对外部贸易自由化程度；（3）不同商品贸易自由化的程度也不一样，工业品贸易自由化超过了农产品的贸易自由化，机器设备的贸易自由化超过了工业消费品的贸易自由化。

2.（2010 年）如果甲国生产一单位大豆需要 70 人一年的劳动，生产一单位钢材需要 80 人一年的劳动；乙国生产一单位大豆需要 110 人一年的劳动，生产一单位钢材需要 90 人一年的劳动。根据"比较成本"理论，（　　）。

A．甲国应进口大豆和钢材

B．甲国应生产并出口大豆，乙国应生产并出口钢材

C．甲国应生产并出口钢材，乙国应生产并出口大豆

D．乙国应进口大豆和钢材

【答案】B

【分析】李嘉图认为每个国家不一定生产各种商品，而应集中力量生产那些"两利取重，两劣取轻"的产品进行交换。题目中，甲国生产大豆和钢材都占绝对优势，两利取重，故应专门生产并出口大豆；乙国在大豆和钢材的生产上都占绝对劣势，两劣取轻，故应专门生产并出口钢材。

3.（2011 年）在资源投入量相同的条件下，生产一单位 A 产品甲国需要 8 个劳动日，乙国需要 9 个劳动日；生产一单位 B 产品甲国需要 10 个劳动日，乙国需要 15 个劳动日，则（　　）。

A．乙国生产 A 产品占有绝对优势

B．乙国生产 B 产品占有绝对优势

C．甲国生产 A 产品占有比较优势

D．甲国生产 B 产品占有比较优势

【答案】D

【分析】李嘉图认为每个国家应集中力量生产那些“两利取重，两劣取轻”的产品进行交换。题目中，甲国生产 A 产品和 B 产品都占绝对优势，但是在 B 产品的生产上优势更明显，所以甲国生产 B 产品占有比较优势。

4.（2014 年）关于亚当·斯密，下列说法错误的是（　　）。

A．他认为提高劳动生产率是增加国民财富的重要条件之一

B．他的主要著作是《政治经济学及赋税原理》

C．他认为只有在自由贸易条件下，一种适宜的国际分工体系才能建立起来

D．他是国际分工理论的创始者

【答案】B

【分析】亚当·斯密的理论：自由贸易会引起国际分工，国际分工的基础是有利的自然禀赋，或后天的有利生产条件。它们可以使一国在生产上和对外贸易方面处于比其他国家有利的地位。如果各国都按照各自的有利的生产条件进行分工和交换，将会使各国的资源、劳动力和资本得到最有效的利用，将会大大提高劳动生产率和增加物质财富。

5.（2015 年）甲国生产酒的单位劳动投入为 12 人/小时，生产布的单位劳动投入为 18 人/小时；乙国生产酒的单位劳动投入为 7 人/小时，生产布的单位劳动投入为 16 人/小时。根据“比较成本”理论，（　　）。

A．甲国应出口酒和布

B．乙国应出口酒和布

C．甲国应生产并出口酒，乙国应生产并出口布

D．甲国应生产并出口布，乙国应生产并出口酒

【答案】D

【分析】李嘉图认为每个国家应集中力量生产那些“两利取重，两劣取轻”的产品进行交换。题目中，乙国生产酒产品和布产品都占绝对优势，但是在酒产品的生产上优势更明显，所以乙国生产酒产品占有比较优势，同时甲国在布产品上具有比较优势。

第三章

关税措施

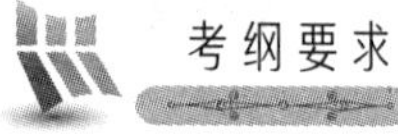

1．理解关税的概念、性质和特点；

2．掌握关税的种类。

第一部分　关税概述

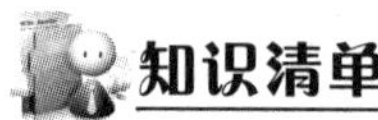

一、关税的概念

1．概念

进出口商品在经过一国关境时，由政府设置的海关向进出口商所征收的税收。

2．海关的任务

根据这些政策、法令和规章对进出口商品进行管理，征收关税，查禁走私货物，临时保管通关货物和统计进出口商品等，海关还有权对不符合国家规定的进出口货物不予放行、罚款、直至没收或销毁。

二、关税的性质

（1）强制性；

（2）无偿性；

（3）预定性。

三、关税的特点

（1）关税是一种间接税；

（2）关税的税收主体是进出口商人，关税的税收客体是进出口货物；

（3）关税是对外贸易政策的重要手段；

（4）关税可以起到调节一国进出口贸易的作用。

经典例题分析

【例 1】关税税额最后的承担者是（　　）。

A．出口厂商　　B．进口厂商　　C．进出口国家　　D．使用人或消费者

【答案】D

【分析】关税属于间接税，因为关税负担最后转嫁给消费者，由货物的使用人或消费者负担。

【例 2】海关的任务不包括（　　）。

A．征收关税

B．永久保管通关货物和统计进出口商品

C．查禁走私物

D．对不符合国家规定的进出口货物不予放行、罚款直至销毁

【答案】B

【分析】海关的任务是：根据国家政策、法令和规章对进出口商品进行管理，征收关税，查禁走私货物，临时保管通关货物和统计进出口商品等。

【例 3】对进出口商品征收关税后，其税负先由出口商垫付，以后把它作为成本的一部分加在货价上，在出售时收回这笔垫款，这说明了（　　）。

A．关税的主体是进出口商品，客体是进出口货物

B．关税是一种间接税

C．关税是对外贸易政策的重要手段

D．关税可以调节一国进出口贸易

【答案】B

【分析】此题考查的是关税的特点，缴纳关税的是进出口商人，但是最终关税的承担者是消费者，所以关税是一种间接税。

能力训练与提升

一、选择题

1. 进出口商品在经过一国关境时，由政府设置的海关向进出口商所征收的税收是（　　）。

A．国内税　　B．增值税　　C．关税　　D．消费税

2．关税的税收客体是（　　）。

A．工商局　　B．进出口商

C．进出口货物　　D．进出口企业

3．关税的税收主体是（　　）。

A．本国进出口商　　B．本国进口商

C．外国出口商　　D．外国进口商

4．关税主要是通过（　　）来调节进出口贸易。

A．税种　　B．税率　　C．纳税时间　　D．征税对象

二．简答题

关税具有哪些不同于其他税收的特点？

考情回眸

1．（2009年）日本甲公司从美国进口大豆，向本国海关缴纳关税，在此，关税的税收主体是（　　）。

A．甲公司　　B．大豆　　C．海关　　D．消费者

【答案】A

【分析】关税的税收主体是进出口商人，税收客体是进出口货物。

2．（2010年）国家事先规定一个征税比例或征税数额征税，纳税双方必须共同遵守执行，不得随意变化或减负。这说明关税具有（　　）。

A．间接性　　B．强制性　　C．无偿性　　D．预定性

【答案】D

【分析】本题主要考察关税的性质。关税是国家税收的一种，同其他任何税收一样，是国家取得财政收入的一种方式，它具有强制性、无偿性和预定性。

3．（2011年）中国甲公司从乌拉圭进口葡萄酒，中国海关向甲公司征收关税。关于本案例，下列说法正确的是（　　）。

A．税收主体是葡萄酒，税收客体是甲公司

B．海关向甲公司征收关税，增强了该批葡萄酒在中国市场上的竞争力

C．缴纳关税的是甲公司而非消费者，所以关税是一种直接税

D．中国海关向甲公司征收的关税是进口税

【答案】D

【分析】在该案例中，税收主体是甲公司，税收客体是葡萄酒；海关向甲公司征收关税，提高了葡萄酒的销售价格，故削弱了该批葡萄酒在中国市场上的竞争力；而由于关税负担最终要转嫁给消费者，所以关税是一种间接税。

4．（2014年）关税是国家取得财政收入的一种方式，也是管理社会经济和国民生活的一种手段。关税是通过哪个机构征收的？请说出关税的特点。

【答案】关税是通过海关征收的。

关税的特点有：

（1）关税是一种间接税；

（2）关税的税收主体是进出口商人，税收客体是进出口货物；

（3）关税是对外贸易政策的重要手段；

（4）关税可以起到调节一国进出口贸易的作用。

第二部分　关税的主要种类

知识清单

一、按征税对象或商品流向分类

1．进口税

（1）最惠国税。

适用于与该国签订有最惠国待遇条款的贸易协定的国家或地区所进口的商品。

（2）普通税。

适用于一般的国家或地区所进口的商品。

2．出口税

（1）征收的主要国家。

发展中国家。

（2）征收的目的。

保证本国的生产或本国市场的供应。

（三）过境税

二、按征税的目的分类

1．财政关税

2．保护关税

（1）工业保护关税。

（2）农业保护关税。

三、按差别待遇和特定的实施情况分类

1．进口附加税

（1）目的。

① 应付国际收支危机，扭转贸易逆差；

② 抵制外国的倾销；

③ 对特定国家实行报复或歧视。

（2）种类。

① 反补贴税；

② 反倾销税。

关税与贸易总协定第 6 条对倾销与反倾销的规定主要有以下几点：

a．用倾销手段将一国产品以低于正常的价格挤入另一国贸易时，如因此对某一缔约国领土内已建立的某项工业造成重大损害或产生重大威胁，或者对某一国内工业的新建产生严重阻碍，这种倾销应该受到谴责。

b．缔约国为了抵消或防止倾销，可以对倾销的产品征收数量不超过这一产品倾销差额的反倾销税。

c．“正常价格”是指相同产品在出口国用于国内消费时在正常情况下的可比价格。如果没有这种国内价格，则是相同产品在正常贸易情况下向第三国出口的最高可比价格；或产品在原产国的生产成本加合理的推销费用和利润。

d．不得因抵消倾销或出口补贴，而同时对它既征收反倾销税又征收反补贴税。

e．为了稳定初级产品价格而建立的制度，即使它有时会使出口商品的售价低于相同产品在国内市场上销售的可比价格，也不应认为造成了重大损害。

2．差价税

3．特惠税

4．普遍优惠制

（1）原则。

① 普遍性；

② 非歧视性；

③ 非互惠性。

（2）目的。

① 增加发展中国家或地区的外汇收入；

② 促进发展中国家和地区工业化；

③ 加速发展中国家或地区的经济增长率。

（3）规定。

① 对受惠国家或地区的规定。

② 对受惠产品范围的规定。

③ 对受惠减税幅度的规定。

④ 给惠国的保护措施的规定。

a．免责条款；

b．预定限额；

c．竞争需要标准；

d．毕业条款。

⑤ 对原产地的规定。

⑥ 有效期。

四、按征税的一般方法或征税标准分类

1．从量税

公式：从量税额=商品数量×每单位从量税额

2. 从价税

公式：从价税额=商品总值×从价税率

优点：

（1）从价税的征收比较简单；

（2）税率明确，便于比较；

（3）税收负担公平；

（4）在税率不变时，税额随商品价格上涨而增加，既可增加财政收入，又可起到保护关税的作用。

完税价格标准：

（1）以包括运费、保险费在内的价格作为征税的价格标准；

（2）以装运港船上交货价格为征税标准；

（3）以海关估价为征税标准。

3. 混合税

公式：混合税额＝从价税额+从量税额。

4. 选择税

对于一种进口商品同时定有从价税和从量税两种税率，但征税时选择税额较高的一种征税。

五、按关税保护程度和有效性分类

1. 名义关税

公式：

$$名义保护率=\frac{国内市场价格-国际市场价格}{国际市场价格}\times 100\%$$

2. 有效关税

公式：

$$有效关税保护率=\frac{进口的最终产品的名义关税率}{最终产品的增值比}$$

经典例题分析

【例 1】对外贸易政策的重要手段是（　　）。

A．关税　　B．非关税　　C．出口管制　　D．外汇分红

【答案】A

【分析】本题主要考察的是关税的特点之一，关税是对外贸易政策的重要特点。

【例 2】当某种商品国内生产价格高于同类进口商品价格时，为保护国内生产和国内市场，按国内价格与进口价格之间的差额所征收的关税称为（　　）。

A．特惠税　　B．差价税　　C．财政关税　　D．进口附加税

【答案】B

【分析】本题主要考查差价税的含义，当某种本国生产的产品国内价格高于同类的进口商品的价格时，为了削弱进口商品的竞争能力，保护国内生产和国内市场，按国内价格与进口价格之间的差额所征收的关税称为差价税。

【例 3】普惠制的目的不包括（　　）。

A．增加发展中国家或地区的外汇收入

B．促进发展中国家和地区工业化

C．增强发展中国家或地区的产品的国际竞争力

D．加速发展中国家或地区的经济发展

【答案】C

【分析】普惠制的目的是:（1）增加发展中国家或地区的外汇收入;（2）促进发展中国家和地区工业化;（3）加速发展中国家或地区的经济发展。

【例 4】当某种商品的国际市场价格持续下跌，为加强关税的保护作用，应当采用（　　）。

A．从量税　　B．进口附加税　　C．从价税　　D．最惠国税

【答案】A

【分析】按从量税方法征收进口税时，在商品价格下降的情况下，加强了关税的保护作用。

能力训练与提升

一．选择题

1．通常所说的关税壁垒是指（　　）。

A．高额进口税　　B．高额印花税　　C．高额过境税　　D．高额出口税

2．目前世界上征收出口税的国家主要是（　　）。

A．发达国家　　B．发展中国家　　C．欧洲国家　　D．亚洲国家

3．按照差别待遇和特定的实施情况，关税可以分为（　　）。

A．进口附加税、差价税、特惠税、普惠制

B．进口关税、出口关税、过境税

C．财政关税、保护关税

D．最惠国税、普遍税

4．征收反补贴税的期限不得超过（　　）。

A．5 年　　B．6 年　　C．10 年　　D．15 年

5．下列属于滑动税的是（　　）。

A．反倾销税　　B．反补贴税　　C．过境税　　D．差价税

6．下列关于进口附加税的说法不正确的是（　　）。

A．进口附加税的征税目的通常是因为进口国家的国际收支出现严重逆差

B．进口附加税通常是一种特定的临时性措施

C．进口附加税又称为特别关税

D．进口附加税的征税期限一般不能太长

7．欧共体成员国向参加《洛美协定》的发展中国家提供的优惠税称为（ ）。

A．普惠税　　B．特别关税　　C．最惠国税　　D．特惠税

8．普惠制的主要原则不包括（ ）。

A．非歧视的　　B．非互惠的　　C．普遍的　　D．歧视性的

9．普惠制的实施期限一般以（ ）为一个阶段。

A．5 年　　B．10 年　　C．15 年　　D．20 年

10．关税的保护程度，最主要的是取决于（ ）。

A．关税水平　　B．关税税率　　C．关税类型　　D．关税税基

二．简答题

1．关税种类的分类依据有哪些？

2．普惠制方案有哪些主要规定？

3．从价税具有哪些优点？

三、计算题

1．美国对外国进口电视机征收混合关税，从价税率为 20%，从量税率为每台 20 美元。一进口商以每台 200 美元的价格进口电视机 10 000 台。试问该进口商共需要缴纳多少关税？

2．日本对手表的进口征收从价税 11%加征收从量税每只 300 日元。日本一公司进口手表 500 只，单价 5000 日元。则应缴纳关税税额为多少？

考情回眸

1．（2009 年）在一定时期内，对某项受惠产品的关税优惠进口限额做出预先规定，超过限额则恢复征收最惠国关税，这是普惠制给惠国保护措施中的（　　）。

A．免责条款　　B．预定限额

C．竞争需要标准　　D．毕业条款

【答案】B

【分析】预定限额是给惠国根据本国和受惠国的经济和贸易情况，预先统一规定一个时期内某类产品优惠进口的金额或数量，通常为一年。超过这个限额，就停止执行关税优惠待遇，恢复最惠国税率。

2．（2013 年）普遍优惠制的主要原则不包括（　　）。

A．普遍的　　B．透明的　　C．非互惠的　　D．非歧视的

【答案】B

【分析】普遍优惠制的原则有：（1）普遍性；（2）非歧视性；（3）非互惠性。

3．（2015 年）甲国对进口手表征收从价税 20%，每只手表加征从量税 100 美元，若甲国某公司进口手表 500 只，单价为 800 美元，则该公司需要缴纳的关税税额为（　　）。

A．80 000 美元　　B．50 000 美元　　C．130 000 美元　　D．30 000 美元

【答案】C

【分析】本题主要考察混合关税的计算，混合关税=从量税额+从价税额。

4．（2015 年）反倾销税是对于实行商品倾销的进口商品所征收的一种进口附加税。GATT 规定，反倾销税的税额一般不得超过（　　）。

A．倾销价格与正常价格之差

B．国内价格与进口价格之差

C．最惠国税率与普惠税税率之差

D．补贴数额

【答案】A

【分析】缔约国为了抵消或防止倾销，可以对倾销的产品征收数量不超过这一产品倾销差额的反倾销税，即按倾销价格与正常价格之差来征收。

第四章 非关税壁垒措施

考纲要求

1．理解非关税壁垒的定义、分类和特点；
2．掌握非关税壁垒的主要种类。

第一部分　非关税壁垒概述

知识清单

一、非关税壁垒的定义

指关税以外的一切限制进口的各种措施。它是与关税壁垒相对而言的。

二、非关税壁垒的分类

1．从对进口限制的作用上分类

（1）直接非关税壁垒。
（2）间接非关税壁垒。

2．从对进口不同的法令和实施上分类

（1）从直接限定进口数量、金额的实施上。
① 进口配额制；
② “自动”出口配额制；
③ 进口许可证制。
（2）从国家直接参与进出口经营上。
① 进出口国家垄断；
② 政府采购。
（3）从外汇管制实施上
① 数量性外汇管制；

② 成本性外汇管制。

（4）从海关程序和对进口价实施上。

① 海关估价；

② 繁杂的海关手续；

③ 征收国内税；

④ 进口限价。

3．非关税壁垒的特点

（1）非关税壁垒比关税壁垒具有更大的灵活性、针对性；

（2）非关税壁垒比关税壁垒更能达到限制进口的目的；

（3）非关税壁垒比关税壁垒更具有隐蔽性和歧视性。

经典例题分析

【例 1】与关税措施相比，非关税壁垒措施的特点不包括（　　）。

A．灵活性　　B．针对性　　C．平等性　　D．隐蔽性

【答案】C

【分析】与关税壁垒相比，非关税壁垒的特点有：灵活性和针对性，隐蔽性和歧视性，并且比关税壁垒更能达到限制进口的作用。

【例 2】下列选项中，属于非关税壁垒从国家直接参与进出口经营上分类的是（　　）。

A．进口配额制　　B．国内税　　C．外汇管制　　D．政府采购

【答案】D

【分析】从国家直接参与进出口经营上分类，非关税壁垒包括进出口国家垄断、政府采购等。

能力训练与提升

一．选择题

1．以下几种非关税壁垒措施中，不属于直接非关税壁垒措施的是（　　）。

A．进口押金制　　B．进口配额制　　C．进口许可证制　　D．“自动”出口配额制

2．下列（　　）不是非关税壁垒从海关程序和对进口价实施上分类的（　　）。

A．海关估价　　B．征收国内税　　C．进口限价　　D．政府采购

二．简答题

1．非关税壁垒是如何分类的？

2．非关税壁垒具有哪些特点？

考情回眸

1.（2010 年）下列选项中，属于直接的非关税壁垒措施的是（　　）。

A．进口押金制　　B．进口许可证制

C．海关估价　　D．最低限价制

【答案】B

【分析】非关税壁垒可分为直接的和间接的两大类。直接的是指进口国直接对进口商品进口的数量、价格加以限制。如进口配额制、进口许可证制、“自动”出口配额制等。所以选 B。

2.（2013 年）某国规定：2011 年从加拿大进口大豆 10 万吨，超过限额禁止进口。这属于（　　）。

A．直接的非关税壁垒　　B．间接的非关税壁垒

C．关税措施　　D．最低限价制

【答案】A

【分析】非关税壁垒可分为直接的和间接的两大类。直接的是指进口国直接对进口商品进口的数量、价格加以限制。如进口配额制、进口许可证制、“自动”出口配额制等。本题 10 万吨，所以选 A。

第二部分　非关税壁垒的主要种类

知识清单

非关税壁垒的主要种类。

一、进口配额制

1．绝对配额制

（1）全球配额。

（2）国别配额。

① 自主配额；

② 协议配额。

2．关税配额

（1）按商品进口的来源。

① 全球关税配额；

② 国别关税配额。

（2）按征收关税的目的。

① 优惠性关税配额；

② 非优惠性关税配额。

二、“自动”出口配额制

（1）非协定的“自动”出口配额；
（2）协定的“自动”出口配额。

三、进口许可证制

1．从进口许可证与进口配额的关系上划分

（1）有定额的进口许可证；
（2）无定额的进口许可证。

2．从进口许可证的许可范围上进行划分

（1）公开一般许可证；
（2）特种许可证。

四、外汇管制

1．定义

一国政府通过法令对国际结算和外汇买卖实行限制来平衡国际收支和维持本国货币汇价的一种制度。

2．类型

（1）数量性外汇管制。
（2）成本性外汇管制。
① 在进口方面。
对于国内需要而又供应不足或不生产的重要原料、机器设备和生活必需品，适用较为优惠的汇率；
对于国内可大量供应和非重要的原料和机器设备，适用一般的汇率；
对于奢侈品和非必需品适用最不利的汇率。
② 在出口方面。
对于缺乏国际竞争力但又要扩大出口的某些出口商品，给予较为优惠的汇率；
对于其他一般商品出口适用一般汇率。

3．混合性外汇管制

五、进出口国家垄断

1．定义

指在对外贸易中，对全部或部分商品的进出口规定由国家机关直接经营，或把商品的进出口垄断权给予某些垄断组织或专业外贸公司。

2. 垄断商品类型

（1）烟酒类；
（2）农产品；
（3）武器。

六、歧视性政府采购

指国家制定法令规定政府机构在采购时要优先购买本国产品的做法。

七、国内税

指在一国的国境内，对生产、销售、使用或消费的商品所支付的捐税，一些国家往往采取国内税制度直接或间接地限制某些商品进口。

八、最低限价制和禁止进口

（1）最低限价；
（2）禁止进口。

九、进口押金制

又称进口存款制，在这种制度下，进口商在进口商品时，必须预先按进口金额的一定比例和规定的时间，在指定的银行无息存放一笔现金，这样就增加了进口商的资金负担，从而起到限制商品进口的作用。

十、专断的海关估价

同一种商品可以按不同价格计征关税，选择较高的一种价格作为完税价格以提高应计关税税额，增加进口商品的税负，削弱进口商品竞争力。

十一、进口商品征税分类

十二、技术性贸易壁垒

（1）技术标准；
（2）卫生检疫规定；
（3）商品包装和标签规定。

十三、其他新型壁垒

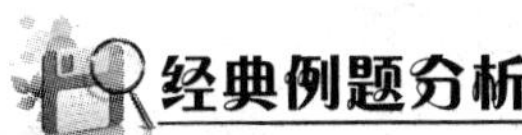

经典例题分析

【例 1】通过出口国实施的限制进口的非关税壁垒是（　　）。

A. 进口配额制　　　　B. 进口许可证制

C．“自动”出口配额制　　D．进口押金制

【答案】C

【分析】“自动”出口配额制是出口国家在进口国家的要求或压力下，“自动”规定某一时期内某些商品对该国的出口限制，在限定的配额内自行控制出口，超过配额即禁止出口。因此，“自动”出口配额制是由出口国家直接控制本国商品对指定进口国家的出口。

【例 2】法国禁止容量和本国不同的罐头的进口，这是技术性贸易壁垒中的（　　）。

A．技术标准　　B．商品包装和标签规定

C．卫生检疫标准　　D．安全标准

【答案】B

【分析】许多发达国家对进口商品的包装材料、形式、标签、使用文字等都有详细规定，而且差异很大。进口商必须符合这些规定，否则不准进口货在市场上销售。

【例 3】若外国出口商愿意融通资金，则（　　）措施起不到限制进口的作用。

A．最低限价和禁止进口　　B．专断的海关估价

C．进口押金制　　D．进口商品征税分类

【答案】C

【分析】进口押金制要发挥限制进口的作用，有两个前提条件：（1）外国出口商不愿融通资金；（2）利率水平较高。如果出口商愿意融通资金，则进口押金制无法限制进口。

【例 4】美国 2000 年 2 月对加拿大及墨西哥以外的国家进口钢材实施为期三年的限制措施，第一年进口的总数量为 143 万吨，超出部分则课征 10%的关税，其中采用的非关税壁垒措施是（　　）。

A．全球绝对配额　　B．全球关税配额

C．国别绝对配额　　D．国别关税配额

【答案】D

【分析】绝对配额是对出口数量有绝对的限制；关税配额对出口数量不加以限制，超过部分加征较高的关税。

能力训练与提升

一、选择题

1．在一定时期内，对某些商品的进口数量或金额规定一个最高数额，超过者便不准进口，这叫（　　）。

A．国别关税配额　　B．全球关税配额

C．关税配额　　D．绝对配额

2．“自动”出口配额一般属于（　　）。

A．非协定“自动”出口配额　　B．协定的“自动”出口配额

C．绝对配额　　D．关税配额

3．日本对茶叶农药残留量规定不得超过百万分之零点二到零点五，这种规定叫（　　）。

A．技术标准　　B．卫生检疫规定　　C．安全规定　　D．包装标签规定

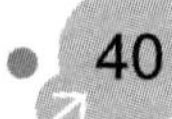

4．歧视性政府采购是指政府（　　）。

A．优先购买发达国家产品　　B．优先购买国外优质产品

C．优先购买本国产品　　D．优先采购名牌产品

5．海关估价的原则是（　　）。

A．按报关价格估价　　B．就高不就低，高估进口商品的价格

C．以国家法律为准　　D．就低不就高，低估进口商品的价格

6．关税配额是在一定时期内，对某些商品的进口数量或金额的进口绝对数量（　　）。

A．规定最低限额　　B．规定确定数额

C．不作规定　　D．规定确定范围

7．在规定的期限内，对配额以内的商品征收最惠国税，超过配额的商品征收普通税甚至罚款，这种非关税壁垒叫做（　　）。

A．优惠关税配额　　B．非优惠关税配额

C．全球关税配额　　D．国别绝对配额

8．关税配额对商品进口的绝对数量（　　）。

A．加以限制　　B．不加限制

C．不一定　　D．一定时期内有限制

9．下列不属于非关税壁垒的进口许可证的是（　　）。

A．公开一般许可证　　B．特种许可证

C．有定额的进口许可证　　D．无定额的进口许可证

10．法国曾对引擎为 5 马力的汽车征收养路费，远低于 16 马力的汽车，而法国生产的最大型汽车为 12 马力，这一措施叫（　　）。

A．歧视性政府采购　　B．国内税

C．进口最低限价　　D．专断的海关估价

11．进口许可证就其职能而言，（　　）。

A．它只能限制进口商品的数量　　B．它只能限制进口商品的质量

C．它只能限制进口商品的数量和质量　　D．它只能限制进口商品的数量和金额

12．一些国家的技术标准之所以能有效的限制进口是因为（　　）。

A．外国产品不易达到的技术标准　　B．各国进出口技术标准不统一

C．其技术标准严格保密　　D．其技术标准要求太低

13．欧共体为保护其农产品而制定的“闸门价”属于非关税壁垒中的（　　）。

A．国家垄断　　B．征收国内税

C．最低限价　　D．禁止出口

二、简答题

1．简述进口配额制的分类。

2．各国实行复汇制的原则是怎样的？

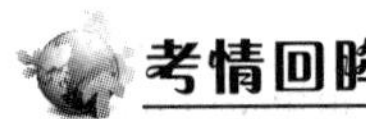

考情回眸

1．（2009 年）复汇率制能够达到限制和鼓励商品进口或出口的目的，利用的是（　　）。

A．集中外汇收支　B．汇率的上调　C．汇率的下降　D．汇率的差异

【答案】D

【分析】复汇率制是指一国货币的对外汇率有两个或两个以上。其目的是利用汇率的差异达到限制和鼓励商品进口或出口。

2．（2010 年）某国规定 2008 年从希腊进口橄榄油不得超过 1 万吨。这种措施是（　　）。

A．全球配额　B．国别配额　C．关税配额　D．“自动”出口配额

【答案】B

【分析】国别配额是在总配额内按国别和地区分配给固定的配额，超过固定的配额便不准进口。

3．（2010 年）某国对乐器进口不征收关税，但如果把口琴归为玩具，则征收 25%的进口关税。这属于（　　）。

A．技术标准　B．歧视性政府采购

C．国内税　D．进口商品征税分类

【答案】D

【分析】有些国家利用商品分类，往往故意把某些进口商品归在较高税率的税目中征税高关税，作为限制进口的一种手段。

4．（2010 年）关于非关税壁垒对国际贸易的影响，下列说法错误的是（　　）。

A．工业制成品贸易受非关税壁垒的影响程度超过农产品

B．引起进口国国内同类商品市场价格上涨

C．保护了进口国国内同类产业

D．造成出口国出口商品价格下跌

【答案】A

【分析】二战后，特别是非关税壁垒的加强，使农产品贸易受非关税壁垒的影响程度超过工业制成品，劳动密集型产品贸易受非关税壁垒的影响程度超过技术密集型产品。

5．（2011 年）关于外汇管制，下列说法错误的是（　　）。

A．能够限制进口商品的品种和数量

B．成本性外汇管制可以影响商品的出口

C．未来会从宽松管理向严格管制发展

D．采用混合性外汇管制能更有效地控制外汇，限制商品进口

【答案】C

【分析】外汇管制总的发展方向是从严格管制向宽松管理发展，从复汇率制向单一汇率制

发展，从政府操纵汇率向市场决定汇率发展，从严格限制外汇出入向外汇自由出入发展。

6.（2011 年）美国规定，进口的电器必须先取得美国 UL 认证标志，否则不能进入美国市场。这种措施属于技术性贸易壁垒中的（　　）。

A．技术标准　　B．卫生检疫规定

C．商品包装和标签规定　　D．安全规定

【答案】A

【分析】许多发达国家对许多进口制成品的技术标准规定得十分严格，不符合标准的不能进口，其中有些规定是针对某些国家的。这些技术标准不仅在条文本身上限制了外国产品的销售，而且在实施过程中也为外国产品的销售设置了重重障碍。

7.（2011 年）日本某县规定，政府机构所用的办公设备、汽车等必须是国产货。这属于（　　）。

A．进出口国家垄断　　B．歧视性政府采购

C．国内税　　D．进口押金制

【答案】B

【分析】歧视性政府采购是指国家制定法令规定，政府机构在采购时要优先购买本国产品的做法。这会在很大程度上抑制进口。

8.（2013 年）华艺瓷器厂生产的陶瓷制品因为含铅量超标而被禁止进入美国市场。在此，美国采取的限制进口措施属于（　　）。

A．技术标准　　B．卫生检疫规定

C．商品包装和标签规定　　D．进出口国家垄断

【答案】【B】

【分析】技术性贸易壁垒包括技术标准、卫生检疫规定、商品包装和标签规定。随着资本主义贸易战的加剧，发达资本主义国家更加广泛地利用卫生检疫的规定限制商品的进口，并且，卫生检疫规定越来越严。华艺瓷器厂生产的陶瓷制品因为含铅量超标而被禁止进入美国市场，关键词是“含铅量超标”，属于卫生检疫规定。

9.（2015 年）在进口押金制下，进口商按规定存入指定银行（　　）。

A．利息与银行活期存款利息相同　　B．利息比银行活期存款利息高

C．金额由进口商自行决定　　D．无利息

【答案】D

【分析】进口押金制又称进口存款制，在这种制度下，进口商在进口商品时，必须预先按进口金额的一定比例和规定的时间，在指定的银行无息存放一笔现金，这样就增加了进口商的资金负担，从而起到限制商品进口的作用。

10.（2015 年）下列不属于技术性贸易壁垒的是（　　）。

A．法国禁止进口含有葡萄糖的果汁

B．奥地利拒绝从热带国家进口热带木材

C．新加坡根据有关条例，要求黄油、面粉、白糖等依照标准进行包装，否则不得进口

D．加拿大要求花生中黄曲霉素的含量不得超过百万分之二十，超过者不准进口

【答案】B

【分析】本题主要考察技术性贸易壁垒的措施，B选项属于其他的非关税壁垒。

11.（2015 年）关税配额分为优惠性关税配额和非优惠性关税配额，这样分类的依据是（　　）。

A．商品进口的来源　　B．征收关税的目的

C．商品流向　　D．特定的实施情况

【答案】B

【分析】本题主要考查的是关税配额的分类。

12.（2015 年）关于国内税，下列说法错误的是（　　）。

A．是一种非关税壁垒措施

B．是一种比关税更灵活、更易于伪装的贸易政策手段

C．通常要受贸易条约或多边协定的限制

D．是在一国的国境内，对生产、销售、使用或消费的商品所支付的捐税

【答案】C

【分析】主要考察的是国内税这种非关税壁垒的特点。国内税通常是不受贸易条约或多边协定的限制的。

13.（2013 年）复汇率制是指一国货币的对外汇率有两个或两个以上。各国实行的复汇率制不尽相同，但主要原则大致相似。请说出各国实行复汇率制所遵循的主要原则。

【答案】

（1）在进口方面：①对于国内需要而又供应不足或不生产的重要原料、机器设备和生活必需品，适用较为优惠的汇率；②对于国内可大量供应和非重要的原料和机器设备，适用一般的汇率；③对于奢侈品和非必需品只适用最不利的汇率。

（2）在出口方面：①对于缺乏国际竞争力但又要扩大出口的某些出口商品，给予较为优惠的汇率；②对于其他一般商品出口适用一般汇率。

【分析】考查外汇管制的种类之二：成本性外汇管制，需要掌握复汇率制的目的和主要原则。

第五章 鼓励出口和出口管制方面的措施

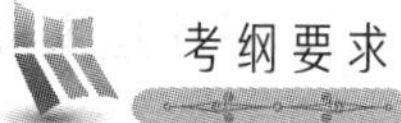

掌握鼓励出口管制方面的措施。

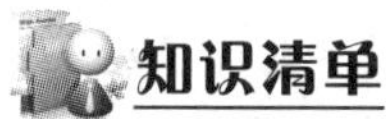

一、出口信贷

1．出口信贷的概念

指一个国家为了鼓励商品出口，增强商品的竞争能力，通过银行对本国出口厂商或国外进口厂商提供的贷款。

2．出口信贷的种类

（1）按时间长短划分。

① 短期信贷；

② 中期信贷；

③ 长期信贷。

（2）按供货关系划分。

种类	定义	付款方式	订金额度
卖方信贷	出口方银行向本国出口厂商（即卖方）提供的贷款	延期付款	5%～15%
买方信贷	出口方银行直接向外国的进口厂商（即买方）或进口方的银行提供的贷款	即时付款	15%～20%

3．出口信贷的主要特点

（1）出口信贷必须联络出口项目，即贷款必须全部或大部分用于购买提供贷款国家的出

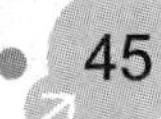

口商品。

（2）出口信贷利率低于国际金融市场贷款的利率，其利差由出口国政府给予补贴。

（3）出口信贷的贷款金额，通常只占买卖合同金额的 85%左右，其余 10%～15%由进口厂商先支付现汇。

（4）出口信贷的发放与出口信贷担保相结合，以避免或减少信贷风险。

二、出口信贷国家担保制

1. 定义

国家为了扩大出口，对于本国出口厂商或商业银行向外国进口厂商或银行提供的信贷，由国家设立的专门机构出面担保，当外国债务人拒绝付款即发生呆账或坏账时，这个国家机构即按照承保的数额给予补偿。

2. 担保的项目与金额

（1）政治风险担保；

（2）经济风险担保。

3. 担保对象

（1）对出口厂商的担保；

（2）对银行的直接担保。

4. 担保期限与费用

担保类型	期限	方式
短期担保	6 个月左右	综合担保的方式
中、长期担保	2～15 年	逐笔审批的特殊担保方式

5. 特点

（1）其担保的往往是商业保险公司不愿担保的出口风险大的贷款项目。

（2）申请担保的手续简单。

（3）保险费用比较低，故出口厂商和银行的负担较轻，有助于商品的出口。

（4）担保金额大。

三、出口补贴

1. 定义

又称出口津贴，是一国政府为了降低出口商品的价格，加强其在国外市场上的竞争能力，

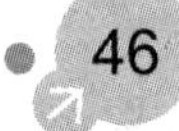

在出口某种商品时给予出口厂商的现金补贴或财政上的优惠待遇。

2．出口补贴的方式

（1）直接补贴；

（2）间接补贴。

3．禁止使用出口补贴的情况

（1）禁止使用的补贴；

（2）可申诉的补贴；

（3）不可申诉的补贴。

四、商品倾销

1．定义

指资本主义国家的大企业在控制国内市场的条件下，以低于国内市场的价格，甚至低于商品生产成本的价格，在国外市场抛售商品，打击竞争者以占领市场。

2．倾销构成要件

（1）产品以低于正常价值或公平价值的价格销售；

（2）这种低价销售的行为给进口国产业造成损害，包括实质性损害、实质性威胁和实质性阻碍；

（3）损害是由低价销售造成的，两者之间存在因果关系。

3．倾销的特征

（1）倾销是一种人为的低价销售措施。

（2）倾销的动机和目的是多种多样的，有的是为了销售过剩产品，有的是为了争夺国外市场，扩大出口，但只要对进口国某一工业的建立和发展造成实质性损害或实质性威胁或实质性阻碍，就会招致反倾销措施的惩罚。

4．商品倾销的类型

（1）偶然性倾销；

（2）间歇性或掠夺性倾销。

目的：

① 维护或建立海外市场的商业据点；

② 垄断特定国家的某种商品市场，打击排挤其他供应商；

③ 对外国的倾销等行为进行报复。

（3）长期性倾销。

5．商品倾销成功的条件

（1）出口产品在运销国外之后，不再返销国内市场；

（2）出口厂商对国内市场的垄断。

五、外汇倾销

1. 外汇倾销的含义

出口企业利用本国货币对外贬值的机会，争夺国外市场的特殊手段。

2. 外汇倾销的条件

（1）货币贬值的程度大于国内物价上涨的程度

（2）其他国家不同时实行同等程度的货币贬值和不采取其他报复性措施

六、促进出口的行政组织措施

（1）社会倾销；

（2）设立专门组织；

（3）建立商业情报网；

（4）组织贸易中心和贸易展览会；

（5）组织贸易代表团出访和接待来访；

（6）组织出口商的评奖活动；

（7）院外活动。

七、其他措施

（1）外汇分红；

（2）出口奖励政策；

（3）复汇率制；

（4）进出口连锁制。

经典例题分析

【例 1】以占领、垄断和掠夺国外市场，获取高额利润为目的的商品倾销方式是（　　）。

A．偶然性倾销　　B．间歇性或掠夺性倾销

C．长期性倾销　　D．社会性倾销

【答案】B

【分析】间歇性或掠夺性倾销是以低于国内价格甚至低于成本的价格，在某一国外市场上倾销商品，在打垮了或摧毁了所有或大部分竞争对手，垄断了该市场后，再提高价格，以达到占领、垄断和掠夺国外市场，获取高额利润的目的。

【例 2】关于买方信贷的说法中，不正确的是（　　）。

A．是出口方银行向进口厂商或进口方银行提供的贷款

B．进口方银行向国外出口厂商提供的一种贷款

C．其利率较低

D．其贷款又称约束性贷款

【答案】B

【分析】在买方信贷中，提供贷款的是出口方银行，借款人为进口厂商或进口方银行。

【例 3】下列关于出口信贷国家担保制，说法错误的是（　　）。

A．由国家设立的专门机构出面担保

B．担保金额大，申请担保的手续繁杂

C．其担保的往往是商业保险公司不愿意承保的出口风险大的贷款项目

D．保险费用比较低，故出口厂商和银行的负担较轻，有助于商品的出口

【答案】B

【分析】由于出口信贷国家担保制是一种鼓励出口的措施，所以出口商或出口银行在申请担保的手续上是简单的。

【例 4】不仅使出口厂商可以较快地得到贷款和减少风险，而且使进口厂商对货价以外的费用比较清楚，便于他与出口厂商进行讨价还价的方式是（　　）。

A．出口信贷国家担保制　　B．买方信贷

C．卖方信贷　　D．出口补贴

【答案】B

【分析】本题主要考察买方信贷的实质，是与卖方信贷相对而言的特点。

【例 5】出口国采取“饥饿出口”政策是指（　　）。

A．商品倾销　　B．外汇倾销　　C．复汇率制　　D．社会倾销

【答案】D

【分析】本题主要考查对社会倾销概念的理解。社会倾销是指出口国受困于国际收支逆差而采取的“饥饿出口”政策。

能力训练与提升

一、选择题

1．卖方信贷的实质是（　　）。

A．出口银行向本国出口厂商提供延期付款的一种形式

B．出口厂商向外国进口厂商提供延期付款的一种形式

C．进口厂商向外国出口厂商提供延期贷款的一种形式

D．出口厂商向外国进口厂商提供银行贷款的一种形式

2．出口补贴是一国政府给予出口厂商的（　　）。

A．现金补贴或优惠　　B．税收优惠

C．贷款优惠　　D．复汇率

3．商品倾销的目的主要是（　　）。

A．提高商品的价格竞争力

B．提高出口商品的非价格竞争力

C．打击竞争对手占领国外市场

D．进行促销

4．以占领．垄断和掠夺国外市场，获取高额利润为目的的商品倾销方式是（　　）。

A．偶然性倾销　　B．间歇性倾销

C．长期性倾销　　D．社会性倾销

5．本国货币对外贬值一般（　　）。

A．对本国出口商有利　　B．对本国进口商有利

C．都有利　　D．都不利

6．外汇分红是一种（　　）。

A．关税壁垒　　B．非关税壁垒

C．限制出口的措施　　D．鼓励出口的措施

7．退还出口商品国内税属于（　　）。

A．出口信贷　　B．出口信贷担保

C．间接出口补贴　　D．直接出口补贴

8．以低于国内价格甚至低于成本的价格向外倾销商品，等打败竞争对手，再提价的倾销方式属于（　　）。

A．外汇倾销　　B．间歇性倾销

C．偶然性倾销　　D．长期性倾销

9．接受买方信贷的进口商在使用信贷资金进行采购时，必须购买（　　）。

A．贷款提供国商品

B．本国商品

C．价格最便宜的国家的商品

D．质量最好的国家的商品

10．下列本国可对外国进行外汇倾销的情况是（　　）。

A．本国货币贬值 10%，国内物价上涨 12%

B．本国货币贬值 10%，外国货币贬值 15%

C．本国货币贬值 10%，国内物价上涨 8%

D．本国货币贬值 10%，外国货币贬值 10%

11．出口方银行直接向外国的进口厂商或进口方银行提供的贷款叫（　　）。

A．卖方信贷　　B．买方信贷

C．短期信贷　　D．中期信贷

12．政府允许出口商从其所得的出口外汇收入中提取一定百分比的外汇用于进口，这称为（　　）。

A．外汇分红　　B．出口奖励政策

C．复汇率制　　D．进出口连锁制

13．卖方信贷的贷款协议由（　　）签订。

A．出口厂商与进口国银行

B．进口厂商与本国银行

C．出口厂商与本国银行

D．进口厂商与出口国银行

二、简答题

1．简述商品倾销与外汇倾销的区别。

2．什么是出口信贷，出口信贷的主要特点是什么？

3．出口信贷国家担保制的特点有哪些？

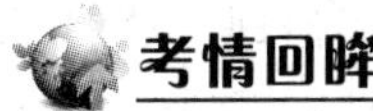

考情回眸

1．（2009 年）下列选项中，出口信贷国家担保机构担保的经济风险项目不包括（　　）。

A．银行破产倒闭无力偿付　　B．货币贬值

C．通货膨胀　　D．政府冻结资金

【答案】D

【分析】出口信贷国家担保机构担保的经济风险包括对因进口厂商或借款银行破产倒闭无力偿付或因货币贬值或通货膨胀等经济原因所造成的损失。

2．（2009 年）一件价格 10 美元的美国商品，在中国市场以前售价是人民币 82.5 元，随着人民币的升值，近来售价仅为人民币 68.5 元，美国出口商借机向中国市场大量抛售。这种行为属于（　　）。

A．商品倾销　　B．复汇率制　　C．外汇倾销　　D．出口补贴

【答案】C

【分析】外汇倾销是指出口企业利用本国货币对外贬值的机会，争夺国外市场的特殊手段。本国货币贬值后，以外币衡量的本国出口商品就显得很便宜，这就提高了出口产品的竞争能力，促进了本国商品的出口。

3．（2010 年）印度甲公司欲从福建某造船厂进口船舶，但由于资金有限，不能立即付款。中国银行及时向甲公司提供了贷款，最终促成了这笔交易，这属于（　　）。

A．出口补贴　　B．卖方信贷　　C．买方信贷　　D. 出口信贷国家担保制

【答案】C

【分析】本题考查的是买方信贷与卖方信贷的区别。

4．（2011 年）买方信贷是一种约束性贷款，即接受买方信贷的进口商在使用信贷资金进行采购时，必须购买（　　）。

A．贷款提供国的商品　　B．最便宜的商品
C．质量最好的商品　　D．高科技商品

【答案】A

【分析】买方信贷由于附有债务方必须购买债权国商品的附有条件，所以也称为约束性贷款。

5．（2011 年）下列选项中，本国可以对外国进行外汇倾销的情况是（　　）。

A．本国货币贬值 8%，外国货币贬值 8%
B．本国货币贬值 8%，外国货币贬值 10%
C．本国货币贬值 8%，国内物价上涨 10%
D．本国货币贬值 8%，国内物价上涨 6%

【答案】D

【分析】外汇倾销必须具备以下两个条件才能起到扩大出口的作用：一是货币贬值的程度大于国内物价上涨的程度；二是其他国家不同时实行同等程度的货币贬值和不采取其他报复性措施。

6．（2011 年）某国为了降低出口成本，对污染环境的出口工业不予投资治理。这属于（　　）。

A．外汇倾销　　B．社会倾销　　C．出口补贴　　D．偶然性倾销

【答案】B

【分析】社会倾销是指出口国受困于国际收支逆差而采取的“饥饿出口”政策。该政策的核心内容是降低出口商品成本，但手段不太恰当。

7．（2012 年）夏季来临，海澜公司将仓库里积压的羽绒服运至阿根廷，以低于国内的价格大量抛售。这属于（　　）。

A．偶然性倾销　　B．间歇性倾销
C．掠夺性倾销　　D．长期性倾销

【答案】A

【分析】按照倾销的具体目的和时间的不同，商品倾销可以分为：偶然性倾销、间歇性或扩大性倾销、长期性倾销。

8．（2013 年）近年来，随着人民币不断升值，美元对人民币汇率持续走低，在其他条件不变的情况下，这种变化（　　）。

A．对中国出口商有利　　B．对美国出口商有利
C．对两者对有利　　D．对两者都不利

【答案】B

【分析】外汇倾销是出口企业利用本国货币对外贬值的机会，争夺国外市场的特殊手段。

9．（2013 年）政府允许进口厂商从其所得的出口外汇收入中提取一定百分比的外汇用于进口，鼓励其出口积极性。这属于（　　）。

A．外汇分红　　B．买方信贷
C．进出口连锁制　　D．出口奖励政策

【答案】A

【分析】外汇分红是指政府允许出口厂商从其所得的出口外汇收入中提取一定百分比的外汇用于进口，鼓励其出口积极性。

10.（2014 年）某国为了促进出口，使国内劳动者工资过分地低于国外。该国采取的是

A．社会倾销　　B．外汇分红　　C．出口补贴　　D．商品倾销

【答案】A

【分析】本题考查的是社会倾销的含义。

11.（2014 年）长期以来，中美两国经贸关系的主脉一直为美国投资—中国制造。举个简单的例子，假定美国生产一双耐克鞋的成本是 20 美元，转移到中国生产，其离岸成本价格仅为 4 美元。中国赚取的只不过是员工的薪水和企业上缴的税金，企业获得的利润仅为 0.4 美元。

近些年，随着人民币的升值，这种局面有所改观。人民币升值过程中，给中国政府施加压力最大的是美国。人民币的升值导致美国消费者必须以更高的价格才能买到中国商品，而以人民币衡量的美国商品则十分便宜。很多美国出口商利用这个机会积极扩大对中国市场的出口。这样一种形势，迫使我们必须优化国际贸易商品结构，改善我国的对外贸易状况。

根据以上内容回答下列问题：

人民币升值过程中，给中国政府施加压力最大的就是美国。美国采取的是哪种鼓励出口措施？该措施生效的条件是什么？

【答案】

外汇倾销。

该措施生效的条件是：

① 货币贬值的程度大于国内物价上涨的程度；

② 其他国家不同时实行同等程度的货币贬值和不采取其他报复性措施。

12.（2015 年）为了避免或减少信贷风险，出口信贷的发放通常与国家信贷担保制相结合。出口信贷国家担保制有什么特点？该制度的实质是什么？

【答案】

特点：（1）其担保的往往是商业保险公司不愿担保的出口风险大的贷款项目。

（2）申请担保的手续简单。

（3）保险费用比较低，故出口厂商和银行的负担较轻，有助力于商品的出口。

（4）担保金额大。

实质：国家代替出口商承担风险，扩大出口，争夺国外市场。

第六章

贸易条约和世界贸易组织

考纲要求

1．理解贸易条约和协定所依据的法律原则。
2．理解 GATT 的基本原则。
3．了解 WTO 协定的主要内容。
4．掌握 WTO 的基本原则和特点。
5．理解世界贸易组织对世界经济贸易的影响。

第一部分　贸易条约和协定

知识清单

一、贸易条约和协定的含义

指两个或两个以上的主权国家为确定彼此间的经济关系，特别是贸易关系所缔结的书面协议。

二、贸易条约和协定的种类

三、贸易条约和协定所依据的法律原则

1．最惠国待遇原则

（1）定义。

缔约国一方现在和将来所给予任何第三国的优惠和豁免，必须同样给予对方。

（2）适用范围。

① 有关进口、出口、过境商品的关税和其他捐税；
② 商品进口、出口、过境、存仓和换船方面的有关海关规定、手续和费用；

③ 进出口许可证发放的行政手续。

（3）分类。

① 无条件最惠国待遇原则；

② 有条件最惠国待遇原则。

2．国民待遇原则

（1）定义。

缔约国一方保证缔约国另一方的公民、企业和船舶在本国境内在经济上享受与本国公民、企业和船舶同等的待遇。

（2）适用范围。

① 外国公民的私人经济权利；

② 外国产品应缴的国内税；

③ 利用铁路运输和转口过境的条件；

④ 船舶在港口的待遇；

⑤ 商标注册、版权、专利权等。

3．不适用的情况

沿海贸易权、土地购买权、领海捕鱼权等

经典例题分析

【例 1】在中国的某些旅游景点，外国旅游者的门票价格高于国内旅游者，这种做法不符合 WTO 的（　　）。

A．普惠制待遇原则　　B．国民待遇原则

C．最惠国待遇原则　　D．特惠制待遇原则

【答案】B

【分析】国民待遇是指缔约国一方保证缔约国另一方的公民、企业和船舶在本国境内在经济上享受与本国的公民、企业和船舶同等的待遇。

【例 2】最惠国待遇条款的基本要求是（　　）。

A．外国企业享有最优惠的特权待遇

B．所有外国人或企业地位均等

C．缔约一方仅给缔约另一方以此待遇，其他缔约方无权享受

D．外国公民与本国公民享有同等待遇

【答案】B

【分析】本题主要是考察贸易条约和协定所依据的法律原则。最惠国待遇原则是指缔约国一方现在和将来所给予任何第三国的优惠和豁免，必须同样给予对方。

【例 3】过去在中国，外国乘客的飞机票价高于国内乘客，旅游景点外国游客的门票价格也高于国内游客，这不符合（　　）。

A．国民待遇原则　　B．最惠国待遇原则

C．互惠原则　　D．公平贸易原则

【答案】A

【分析】国民待遇是指缔约国一方保证缔约国另一方的公民、企业和船舶在本国境内在经济上享受与本国的公民、企业和船舶同等的待遇。

能力训练与提升

一、选择题

1．贸易条约和协定中的一项重要条款是（　　）。

A．非歧视性原则　　B．最惠国待遇原则

C．国民待遇原则　　D．透明度原则

2．下列选项中，不属于国民待遇原则适用范围的是（　　）。

A．商标注册　　B．版权　　C．土地购买权　　D．专利权

3．贸易条约和协定中，通常的适用法律待遇条款是（　　）。

A．经济条款　　B．行政条款

C．经济条款和行政条款　　D．最惠国待遇条款和国民待遇条款

二、简答题

1．国民待遇原则的适用范围有哪些？

2．最惠国待遇条款在贸易协定中适用的范围有哪些？

考情回眸

1.（2009 年）没有签订通商航海条约的国家之间，在签订贸易协定时，通常会列入的条款是（　　）。

A．最惠国待遇条款　　B．国民待遇条款

C．普惠制待遇条款　　D．特惠制待遇条款

【答案】A

【分析】主要考察贸易条约和协定签订时的待遇条款。

2.（2010 年）一般由国家首脑或其特派的全权代表签订，并经双方的立法机关讨论通过，最高权力机关批准才能生效的是（　　）。

A．贸易条约　　B．贸易协定　　C．支付协定　　D．国际商品协定

【答案】A

【分析】贸易条约的内容比较广泛，常涉及缔约国经济和贸易关系各方面的问题。贸易条

约一般由国家首脑或其特派的全权代表签订，并经双方的立法机关讨论通过，最高权力机关批准才能生效，条约的有效期限也较长。

3．（2012年）下列选项中，不属于国民待遇原则适用范围的是（　　）。

A．商标注册权　B．版权　C．土地购买权　D．专利权

【答案】C

【分析】沿海贸易权、领海捕鱼权、土地购买权等均不包括在国民待遇原则适用范围内。

4．（2014年）关于最惠国待遇原则，下列说法错误的是（　　）。

A．缔约国一方现在和将来所给予任何第三国的优惠和豁免，必须同样给予对方

B．适用范围通常包括外国公民的私人经济权利

C．按照有无条件，分为有条件和无条件两种

D．在贸易条约中，一般规定有不适用最惠国待遇的例外情况

【答案】B

【分析】国民待遇原则的适用范围：① 外国公民的私人经济权利；② 外国产品应缴的国内税；③ 利用铁路运输和转口过境的条件；④ 船舶在港口的待遇；⑤ 商标注册、版权、专利权等。

第二部分　GATT的基本原则

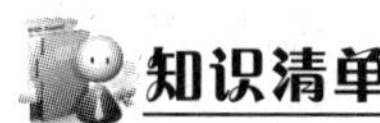

知识清单

一、非歧视原则

（1）最惠国待遇原则

（2）国民待遇原则

二、关税保护原则

两层含义：

（1）以关税作为各缔约国唯一的保护手段。

（2）各缔约国应遵循互惠互利的原则，通过关税减让谈判，逐步降低关税水平，以促进国际贸易的开展。

三、取消数量限制原则

1．原则使用的例外情况

（1）一国为了稳定农产品市场

（2）维持国际收支的平衡

（3）发展中国家为了促进其经济发展

2. 例外实施的条件

（1）在保证透明度的前提下，实行全球配额，即以进口商申请的先后顺序而非不同的国别和地区作为配额的分配依据。

（2）若须实行国别配额，其配额应由进口和出口缔约国双方共同商定，不能由进口方单方面规定，出口缔约国有关产品于前一代表时期在进口缔约国市场所占份额可作为双方协商配额的依据。

（3）在配额无法实施的情况下，亦可采用许可证制，但对产品的进口来源不应在许可证中有所规定，以此促进贸易自由化。

四、透明度原则

1. 定义

各缔约国政府应迅速公布其与商品进出口贸易和服务贸易有关的法律、规章，以便其他缔约国和贸易商能够熟悉。

2. 作用

防止缔约国对贸易进行不公开、不透明的管理而造成歧视性待遇，影响自由贸易的进行。它是 GATT 其他原则得以有效贯彻的基础。

五、公平贸易原则

主要是反倾销、反补贴和减少其他非关税壁垒，以保证公平贸易。

六、互惠原则

它不仅是缔约国之间进行贸易谈判并维持正常贸易关系的基础，而且是 GATT 得以发挥作用的主要机制。

七、贸易争端的磋商调解原则

GATT 的另一根本原则。

目的：通过争端的解决恢复各方权利和义务的平衡，而非对违反 GATT 规则的某方进行惩罚。

八、对发展中国家特别优惠的原则

主要是国际社会基于发达国家和发展中国家间经济实力的巨大差距，对发展中国家追求公平发展、改变旧的国际经济秩序的努力作出的反应。

九、区域性贸易安排原则

主要在于缔约各国认为，通过自愿签订协定发展各国之间经济的一体化以扩大贸易的自由化是有好处的。

十、合理保障原则

当一缔约国由于发生意外情况，或者因为承担了总协定的义务，致使某一产品进口数量激增，严重损害或威胁到国内同类产品的生产者时，该国可以全部或部分地免除其承担的总协定义务，采取紧急限制性措施，撤销或修改其承诺的关税减让。

经典例题分析

【例 1】非歧视原则对进口产品在国内措施方面的体现是（　　）。

A．合理保障原则　　B．最惠国待遇原则

C．国民待遇原则　　D．透明度原则

【答案】C

【分析】非歧视原则主要体现为最惠国待遇原则和国民待遇原则。而国民待遇原则是指在国内税及有关销售和使用的商业规章方面，一缔约国对来自另一缔约国的进口应给予与本国产品同等的待遇。

【例 2】为了防止缔约国由于意外的、不正常的原因使国内市场受到冲击而利益受损，GATT 设立了（　　）。

A．非歧视原则　　B．公平贸易原则

C．贸易争端的磋商调解原则　　D．合理保障原则

【答案】D

【分析】根据合理保障原则，一缔约国在特殊情况下经过全体缔约国的允许，可以暂时或部分停止 GATT 规定的义务，以使国内市场免受冲击。

能力训练与提升

一、选择题

1．下列说法错误的是（　　）。

A．GATT 中的最惠国待遇原则是无条件的

B．国民待遇原则是非歧视原则对进口产品在国内措施方面的体现

C．一些 GATT 成员国实行国内税这种非关税壁垒，违反了国民待遇原则

D．最惠国待遇原则是不对外国产品和本国出口产品实行歧视待遇

2．GATT 其他原则得以有效贯彻的基础是（　　）。

A．非歧视原则　　B．关税保护原则

C．透明度原则　　D．公平贸易原则

3．各成员国必须公布服务贸易的行政法规、规章和政策措施，使政策具有可预见性，其他成员能了解该成员国的法律环境，体现的原则是（　　）。

A．非歧视原则　　B．公平贸易原则

C．透明度原则　　D．合理保障原则

4．目前的国际贸易条约和协定一般都适用（　　）。

A．有条件最惠国待遇　　B．普惠制条款

C．无条件最惠国待遇　　D．公平待遇

5．关税贸易总协定中最为重要的原则是（　　）。

A．公平交易原则　　B．非歧视原则

C．互惠原则　　D．透明度原则

6．为了防止缔约国由于意外的、不正常的原因使国内市场受到冲击而利益受损，GATT 设立了（　　）。

A．非歧视原则　　B．公平贸易原则

C．贸易争端的磋商调解原则　　D．合理保障原则

7．在中国的某些旅游景点，外国旅游者的门票价格高于国内旅游者，这种做法不符合 WTO 的（　　）。

A．普惠制待遇原则　　B．国民待遇原则

C．最惠国待遇原则　　D．特惠制待遇原则

8．我国某种产品的进口数量突然大幅度增加使得我国的生产商损失惨重。为限制其进口增加，我国可引用世界贸易组织的（　　）。

A．反补贴规定　　B．反倾销规定

C．保障措施规定　　D．国民待遇规定

二、简答题

1．GATT 包括哪些原则？

2．GATT 规定实施取消数量限制原则例外情况时，应具备哪些条件？

考情回眸

1．（2009 年）为了有效地实现其宗旨，GATT 的全部内容中贯穿了一系列基本原则，其中最重要的是（　　）。

A．关税保护原则　　B．公平贸易原则

C．非歧视原则　　D．透明度原则

【答案】C

【分析】非歧视原则是 GATT 最基本、最重要的原则，体现了 GATT 多边互惠互利的特点。非歧视原则主要体现为最惠国待遇原则和国民待遇原则。

2．（2012 年）GATT 规定，进口国可通过征收反倾销税来抵制倾销带来的损害，同时规定，受害国在征收反倾销税时要遵守（　　）。

A．合理保障原则　　B．关税保护原则

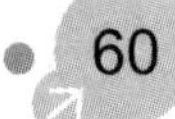

C．互惠原则　　　　　　　　　　D．非歧视原则

【答案】D

【分析】本题主要考察 GATT 的原则。

3．（2013 年）为了便于对各国的保护水平进行比较，GATT 规定，缔约国对本国市场的保护只能采取（　　）。

A．数量限制　　B．出口管制　　C．关税措施　　D．进口许可证制

【答案】C

【分析】关税保护原则的两层含义：① 以关税作为各缔约国唯一的保护手段；② 各缔约国应遵循互惠互利的原则，通过关税减让谈判，逐步降低关税水平，以促进国际贸易的开展。

4．（2014 年）GATT 最重要、最基本的原则是（　　）。

A．合理保障原则　　　　　　　　B．关税保护原则

C．非歧视原则　　　　　　　　　D．互惠原则

【答案】C

【分析】非歧视原则是 GATT 最基本、最重要的原则，体现了 GATT 多边互惠互利的特点。

第三部分　世界贸易组织

知识清单

一、WTO 协定的主要内容

（1）WTO 的宗旨；

（2）WTO 的职能；

（3）WTO 的组织机构；

（4）WTO 决策方式；

（5）WTO 的成员资格。

二、WTO 的基本原则

（1）继承了 GATT 的基本原则，并在其所管辖的服务贸易、与贸易有关的知识产权以及与贸易有关的投资措施等新的领域中予以适用并加以发展。

（2）重振了多边主义原则。

（3）进一步加强了对发展中国家的特殊优惠待遇原则，除继续实行“非互惠原则”和体现“授权条款”的精神外，还给予以下优惠待遇：

① 允许发展中国家用较长时间履行义务，或有较长的过渡期。

② 允许发展中国家履行义务时可有较大的灵活性。

③ 规定发达国家对发展中国家提供技术援助，以便使发展中国家更好地履行义务。

（4）充分考虑到经济转型国家复杂的内部、外部条件，对它们加入该组织给予鼓励并承诺给予灵活处理。

三、WTO 的特点

（1）WTO 是个法人机构；
（2）管辖的范围明显扩大；
（3）建立了贸易政策评审机制；
（4）争端解决机制更为完善。

四、世界贸易组织对世界经济贸易的影响

（1）加速世界经济贸易的增长；
（2）促进国际服务贸易和国际投资的加速发展；
（3）世界经济和世界市场的全球化将进一步发展；
（4）全球范围内的经济贸易竞争将会更趋激烈；
（5）跨国公司的经营范围将继续扩大。

经典例题分析

【例 1】WTO 的最高权力机构是（　　）。

A．部长级会议　B．委员会　C．秘书处　D．总理事会

【答案】A

【分析】部长级会议是 WTO 的最高权力机构，由全体成员的部长组成，至少每两年召开一次会议，其主要职责是就重大问题作出决策。

【例 2】一个缔约国给予另一缔约国贸易的优惠特权必须自动地、无条件地给予所有其他缔约国，这是 WTO 原则中的（　　）。

A．国民待遇原则　B．互惠原则
C．普惠制原则　D．最惠国待遇原则

【答案】D

【分析】本题主要是考察最惠国待遇原则的含义。

能力训练与提升

一、选择题

1．处理 WTO 日常事务的是（　　）。

A．部长级大会　B．总理事会　C．秘书处　D．专门委员会

2．世界贸易组织（　　）。

A．不允许单独关税地区独立自行加入
B．允许单独关税地区加入

C．允许单独关税地区自行加入

D．不允许单独关税地区加入

3．WTO 规定对有关条款的修订，须经通过的票数是（　　）。

A．1/2 以上　　B．2/3 以上　　C．3/4 以上　　D．一致通过

4．WTO 的组织机构中，作为争端解决机构和贸易政策审议机构发挥作用的是（　　）。

A．部长级会议　　B．总理事会　　C．分理事会　　D．秘书处

5．WTO 规定发展中国家仍可采用进口限量限制措施，通常可长达（　　）。

A．2 年　　B．5 年　　C．10 年　　D．15 年

二、简答题

1. 对发展中国家的特殊优惠待遇原则除"非互惠原则"和"授权条款"外还有哪些方面？

2．WTO 的特点有哪些？

3．世界贸易组织对世界经济贸易有哪些影响？

考情回眸

1．（2009 年）新成员加入世界贸易组织须经部长会议表决通过，其票数要求是（　　）。

A．1/2 以上通过　B．2/3 以上通过　C．3/4 以上通过　D．全票通过

【答案】B

【分析】凡在世界贸易组织协议生效后，任何国家或对外商业关系上拥有充分自主权的单独关税地区，可以向世界贸易组织提出加入申请，进行全面谈判，按谈妥的条件加入该组织，成为一般成员，其加入须经部长会议 2/3 以上票数表决通过。

2．（2010 年）在 WTO 组织机构中，主要履行部长级会议在闭会期间职责的是（　　）。

A．总干事　　B．临时性机构　　C．总理事会　　D．各专门委员会

【答案】C

【分析】总理事会可按需要随时召开，主要履行部长级会议在闭会期间职责，并作为争端解决机构和贸易政策评审机构发挥作用。

3.（2011 年）世贸组织对不同的问题规定了具体的通过票数。其中，对任何多边贸易协议的解释和决议，须经部长级会议和总理事会成员的（　　）。

A．1/2 以上通过　B．2/3 以上通过　C．3/4 以上通过　D．全票通过

【答案】C

【分析】本题考查的是 WTO 的决策方式。

4.（2012 年）WTO 建立了贸易政策评审机制。根据协定规定，贸易额排名 5 至 20 名的国家（　　）。

A．每两年评审一次　　B．每四年评审一次

C．每五年评审一次　　D．每六年评审一次

【答案】B

【分析】本题主要考查 WTO 的特点之一 WTO 建立了贸易政策评审机制。WTO 协定规定：贸易额占世界前 4 名的国家每 2 年审议一次；排名 5 至 20 名的国家每 4 年审议一次；排名 20 名以后的国家或地区每 6 年审议一次。

5.（2013 年）世贸组织在总理事会下设置了若干分管有关协议或事务的分理事会和专门委员会，其中不包括（　　）。

A．货物贸易理事会　　B．与贸易有关的知识产权理事会

C．服务贸易理事会　　D．专门贸易理事会

【答案】D

【分析】本题主要考察 WTO 的组织机构。

6.（2014 年）WTO 建立了贸易政策评审机制。根据 WTO 协定规定，贸易额排名 20 名以后的成员国或地区（　　）。

A．每 2 年评审一次　　B．每 4 年评审一次

C．每 5 年评审一次　　D．每 6 年评审一次

【答案】D

【分析】本题主要考查 WTO 的特点之一 WTO 建立了贸易政策评审机制。WTO 协定规定：贸易额占世界前 4 名的国家每 2 年审议一次；排名 5 至 20 名的国家每 4 年审议一次；排名 20 名以后的国家或地区每 6 年审议一次。

7.（2015 年）案例分析题

资料一：关贸总协定规定："缔约国有效实施的关于海关对产品的分类或估价，关于捐税或其他费用的征收率，关于对进口货物及其支付转账的规定、限制和禁止，以及关于影响进出口货物的销售、分配、运输、保险、存仓、检验、展览、加工、混合或使用的法令、条例与一般援用的司法判决及行政决定，都应迅速公布，以使各国政府及贸易商熟悉它们。"

关贸总协定第 22 条"协商"规定，当一缔约国对影响本协定执行的任何事项向另一缔约国提出要求时，另一缔约国应给予同情的考虑，并应给予适当的机会进行协商。若协商不能解决问题，可与另一缔约国或另几个缔约国进行协商。

资料二：2001 年 12 月 11 日，中国以发展中国家的身份正式加入了世界贸易组织。中国可以享受发达国家提供的普惠制待遇，还可以在世界贸易组织所有成员国享受多边的、无条件的、稳定的最惠国待遇。

根据以上内容回答下列问题：

（1）资料一中涉及了关贸总协定中的哪些基本原则？

（2）除了继续实行“非互惠原则”和体现“授权条款”的精神外，世界贸易组织还在哪些方面给予发展中国家优惠待遇？

（3）普惠制的目的是什么？

（4）最惠国待遇原则按照有无条件，分为有条件的最惠国待遇原则和无条件的最惠国待遇原则，其中哪一种已极少在国际上使用？

【答案】

（1）① 透明度原则；

② 贸易争端的磋商调解原则。

（2）还在以下三个方面给予发展中国家优惠待遇。

① 允许发展中国家用较长的时间履行义务，或有较长的过渡期；

② 允许发展中国家在履行义务时可有较大的灵活性；

③ 规定发达国家对发展中国家提供技术援助，以便使发展中国家更好地履行义务。

（3）普惠制的目的是：

① 增加发展中国家或地区的外汇收入；

② 促进发展中国家或地区的工业化；

③ 加速发展中国家或地区的经济发展。

（4）有条件的最惠国待遇原则。

市场营销基础

第一章

市场营销概述

考纲要求

1. 了解市场的含义和特点。
2. 了解常见的市场类型。
3. 理解市场营销的含义。
4. 理解市场营销观念的演变。

第一部分　市场

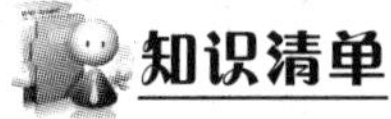

一、市场含义

（1）狭义：买卖双方交易商品的场所。
① 既有买方也有卖方；
② 有一定的交易场所和条件；
③ 有较为固定的交易活动。
（2）广义：在一定时间、一定地点条件下商品交换关系的总和。
（3）市场营销角度：市场是现实需求与潜在需求的全部，哪里有需求哪里就有市场。
（4）企业营销角度：市场是人口、购买力和购买欲望三要素的综合，三者缺一不可。用公式表达，即：市场=人口+购买力+购买欲望。

二、市场的特点

1．统一性

现代市场的统一性是指市场体系必须是统一的市场，商品交换必须在全国范围内按统一规则进行，即不但要建立全国范围的流通网络为统一的市场提供物质基础，还要打破地方限制进行行业封锁，为统一的市场提供制度基础。

2．开放性

市场需要开放性，一个开放的市场能够使企业之间在更大的范围内和更高的层次上展开竞争和合作，促进经济健康发展。

3．竞争性

现代市场充满了竞争，竞争能够使企业努力在产品质量、价格、服务、品种等方面创造优势。充分的市场竞争，会使经济活动充满生机和活力。

4．有序性

现代市场的有序性，能够保证平等交易和公平竞争，从而保证生产经营者和消费者的合法经营。

三、常见市场类型

1．根据地域特性不同划分

市场可以分为国内市场和国际市场。

2．根据竞争程度划分

市场分为完全竞争市场、完全垄断市场、寡头垄断市场和不完全竞争市场。

（1）完全竞争市场。

纯粹竞争市场，在完全竞争市场条件下，有无数买方和卖方，买卖双方是价格的净接受者，价格自发地调节着商品的供求关系。这是极端的市场条件，现实生活中农产品近似这种市场。

（2）完全垄断市场。

在完全垄断市场中，存在着专利技术、资源等因素的垄断，或者凭借政府的力量，只有唯一的买主和卖主。以垄断高价和垄断低价的形式决定垄断利润。煤气公司、电业公司多属于这种形式。

（3）寡头垄断公司。

少数几个大企业垄断了大部分市场份额，大多数小企业占有一部分市场份额的市场。既存在着竞争因素，又存在着垄断因素，至少有两个以上的卖方和买方。这是一种广泛存在的市场。

（4）不完全竞争市场。

既有大型名牌企业，也有大量的小企业。服装市场属于这种市场。

3．根据产品的形态划分

分为有形商品市场和无形商品市场。

（1）有形商品市场。

指一般的商品市场，如服装市场、家电市场、建材市场。

（2）无形商品市场。

满足人们对资金及各种服务的需要而提供的各种无形商品的市场。

① 金融市场又分为货币市场和资本市场两种形式。

货币市场一般调节短期的资金短缺，通过银行之间的拆放、商业票据的贴现、短期债券的出售等方式，融通短期资金，加速资金周转。

资本市场是进行长期资金交易的市场。通过发行债券、股票及产期抵押等方式，将储蓄转变成中长期的投资。

② 劳务市场。

劳务市场是以劳务形式来满足生产者或消费者需求的市场。具有不可触摸性、服务直接性、品质差异性和容易消失性等特点。

③ 技术市场。

技术市场是指将技术成果实行有偿转让、以满足生产者需求的市场。

④ 信息市场。

信息市场是指提供各种市场信息、以满足生产、消费需求的市场。

4. 根据市场的时间结构划分

可分为现货交易市场、期货交易市场和贷款交易市场。

（1）现货交易市场。

买卖双方以现款和现货进行交易，一手交钱一手交货的市场。风险较小，一般用于零星小额买卖的商品、选择性较强的商品、质地易变的商品、价格波动较小的商品以及难以分级销售的商品。

（2）期货交易市场。

先达成交易契约，然后在规定的时间进行钱货交付的市场。具有三个特点：一是义务性；二是远期性；三是投机性。

（3）贷款交易市场。

通过借贷关系进行商品交易的市场。两种基本形式：一是延期付款交易；二是预先付款交易。

5. 根据购买目的划分

可分为消费者市场、生产者市场和组织市场。

（1）消费者市场。

消费者市场又称为消费品市场或生活资料市场，是指为满足消费者个人和家庭的消费需要而提供产品或服务的市场。

（2）生产者市场。

生产者市场也叫生产资料市场，是指为满足生产者生产或加工的需要而提供产品或服务的市场。

（3）组织市场。

组织市场是由各种组织机构形成的对企业产品和劳务需求的总和。

经典例题分析

【例 1】竞争充分而不受任何阻碍和干扰的一种市场结构是（　　）。

A．不完全竞争市场　　　　B．完全垄断市场

C．寡头垄断市场　　　　D．完全竞争市场

【答案】D

【分析】

本题考查的是市场的常见类型的特点。根据竞争程度不同，市场可以分为完全竞争市场、完全垄断市场、寡头垄断市场、不完全竞争市场。完全竞争市场不存在垄断。

【例 2】使企业在更大的范围内和更高的层次上展开竞争与合作，这体现的市场的特点是（　　）。

A．统一性　　B．开放性　　C．竞争性　　D．有序性

【答案】B

【分析】

本题考查的是考生对市场的特点的理解。市场需要开放性，一个开放的市场能够使企业之间在更大的范围内和更高的层次上展开竞争和合作，有助于促进经济健康发展。所以，本题的答案选择 B。

【例 3】煤炭被学校购买用于供暖，此时煤炭这种商品属于（　　）。

A．消费者市场　　　　B．期货交易市场

C．生产者市场　　　　D．组织者市场

【答案】D

【分析】

本题考查的是考生对市场划分的理解。组织市场是由各种组织机构形成的对企业产品和劳务需求的总和。所以，本题的答案选择 D。

能力训练与提升

1．下列说法不正确的是（　　）。

A．市场是买卖双方交易商品的场所

B．市场是指在一定时间、地点条件下商品交换关系的总和

C．商品是现实需求和潜在需求的全部。

D．市场处于不断变化之中，因此市场具有开放性的特点。

2．在（　　）中，既存在竞争因素，又存在着垄断因素，至少有两个以上的买方和卖方，少数卖方或买方具有资产、效率、信息等优势，对价格起着影响作用。

A．完全竞争市场　　　　B．完全垄断市场

C．寡头垄断市场　　　　D．不完全竞争市场

3．（　　）又被称为服务市场。

A．农贸市场　　B．金融市场　　C．劳务市场　　D．技术市场

4．（　　）又被称为纯粹竞争市场。

A．完全竞争市场　　　　B．完全垄断市场

C．寡头垄断市场　　　　D．不完全竞争市场

5．专利发明、技术成果转让市场属于（　　）。

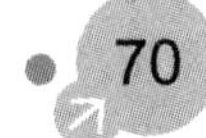

A．消费品市场 B．技术市场 C．组织市场 D．现货市场

6．（ ）是为满足消费者个人或家庭的消费需要而提供产品或服务的市场。

A．消费品市场 B．生产资料市场 C．组织市场 D．国内市场

7．竞争充分而不受任何阻碍和干扰的一种市场结构，有无数买方和卖方的市场类型是（ ）。

A．完全竞争市场 B．完全垄断市场 C．寡头垄断市场 D．不完全竞争市场

8．下列说法错误的有（ ）。

A．信息市场是有形产品市场

B．完全垄断市场和完全竞争市场是极端的市场形式

C．根据购买者不同可以划分为消费者市场、生产者市场和组织市场

D．期货交易是指先达成交易契约，然后在规定的时间内进行钱货交付的市场

9．存在着专利技术、资源等因素的垄断，或者凭借政府的力量，只有唯一的买主和卖主，这一种极端的市场形式是（ ）。

A．完全竞争市场 B．完全垄断市场

C．寡头垄断市场 D．不完全竞争市场

10．贷款交易的基本形式有（ ）。

A．延期付款交易 B．一手交钱一手交货

C．预先付款交易 D．买方贷款给卖方所进行的期货交易

11．不是以物质产品的形式出现，而是以活动的直接形式来满足人们的需求，这种市场是（ ）。

A．金融市场 B．劳务市场 C．技术市场 D．信息市场

12．既存在竞争因素又存在垄断因素，至少有两个以上的卖方和买方，是一种广泛存在的市场。这种市场类型是（ ）。

A．完全竞争市场 B．完全垄断市场

C．寡头垄断市场 D．不完全竞争市场

13．为了满足生产者生产或加工的需要而提供产品或服务的市场是（ ）。

A．消费者市场 B．生产者市场

C．组织市场 D．贷款交易市场

14．适用于零星小额买卖的商品、选择性较强的商品、质地易变的商品、价格波动较小的市场类型是（ ）。

A．现货交易市场 B．期货交易市场 C．贷款交易市场 D．信息市场

15．下列不属于期货交易市场的特点的是（ ）。

A．义务性 B．投机性 C．远期性 D．时效性

16．服装市场属于（ ）。

A．完全竞争市场 B．完全垄断市场

C．寡头垄断市场 D．不完全竞争市场

17．使企业在更大的范围内和更高的层次上展开竞争与合作，这体现的市场的特点是（ ）。

A. 统一性　　B. 多变性　　C. 竞争性　　D. 有序性

18. 为了适应社会对于环境保护的要求，许多林业企业主动采取绿色包装以降低白色污染。这种做法反映了企业的（　　）。

A. 社会营销观念　B. 推销观念　　C. 市场营销观念　　D. 生产观念

19. 买卖双方都是价格的净接受者，要素可以自由流动，有充分的市场信息，这种市场类型是（　　）。

A. 完全竞争市场　　B. 完全垄断市场

C. 寡头垄断市场　　D. 不完全竞争市场

20. 关于现货市场，下列说法正确的是（　　）。

A. 交易风险大　　B. 一般用于零星小额买卖的商品

C. 一般用于质地不易变的商品　　D. 一般用于价格变动较大的商品

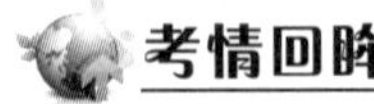

考情回眸

1.（2011 年考题）下列关于各类市场说法，不正确的是（　　）。

A. 组织市场是由各种组织机构形成的对企业产品和劳务需求的总和

B. 在完全竞争市场上，买卖双方都是价格的净接受者

C. 资本市场是进行长期资金交易的市场

D. 期货交易市场是指通过借贷关系进行商品交易的市场

【答案】 D

【分析】 本题考查的是考生对各市场类型的含义的理解。期货市场是指先达成交易、然后在规定的时间进行钱货交付的市场。通过借贷关系进行商品交易的市场是贷款市场。所以，本题的答案选择 D。

2.（2012 年考题）能够保证平等竞争和公平交易，从而保护生产经营者和消费者的合法权益。这体现了现代市场的（　　）。

A. 统一性　　B. 开放性　　C. 竞争性　　D. 有序性

【答案】 D

【分析】 现代市场具有四个特点：统一性、开放性、竞争性、有序性。现代市场的有序性能够保证平等竞争和公平交易，从而保护生产经营者和消费者的合法权益。

3.（2012 年考题）根据竞争程度划分，当前世界服装市场的类型属于（　　）。

A. 完全竞争市场　　B. 不完全竞争市场

C. 寡头垄断市场　　D. 完全竞争市场

【答案】 B

【分析】 不完全竞争市场是百家争鸣的状态，既有大型名牌企业，也有大量的小企业，都占有一定的市场份额，如服装市场。

4.（2013 年考题）以下关于市场的表述不正确的是（　　）。

A. 从市场营销学的角度看，市场是现实需求和潜在需求的全部

B. 从广义上讲，市场是指在一定时间、地点条件下商品交换关系的总和

C．从企业营销的角度来讲，市场是人口、购买力和购买数量三要素的综合

D．从狭义上讲，市场是买卖双方交易商品的场所

【答案】C

【分析】考试纲要要求对“市场的含义”层次是：理解。考生能从狭义、广义和营销学的角度全面把握。

5．（2013 年考题）为满足消费者个人或家庭的消费需要而提供产品或服务的市场，称为（　　）。

A．消费者市场　　B．生产资料市场　　C．组织市场　　D．生产者市场

【答案】A

【分析】了解常见的市场类型的含义、特点，各个市场类型之间的差异、不同点和划分的标准。

6．（2015 年考题）关于完全竞争市场，下列说法错误的是（　　）。

A．有无数买方和卖方　　B．生产要素可以自由流动

C．买方决定市场价格　　D．有充分的市场信息

【答案】C

【分析】完全竞争市场又称纯粹竞争市场，有无数的买方和卖方，买卖双方都是价格的净接收者，生产要素可以自由流动，有充分的市场信息，价格自发地调节商品的供求关系。

第二部分　市场营销及现代营销观念

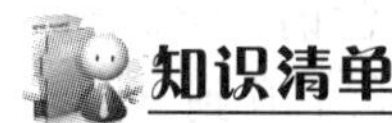

知识清单

一、市场营销的含义

（1）美国西北大学教授菲利普·科特勒的定义：①创造和交换产品与价值；②个人或群体满足欲望和需要；③社会与管理过程。

（2）市场营销的概念：①指导思想：顾客需求；②主体：企业；③内容：产品生产、流通和售后服务的一系列经营活动；④目的：满足市场需求，实现企业的经营目标。

二、几种营销观念

1．生产观念

（1）在卖方条件下以生产为中心的经营观念。

（2）观点：消费者喜欢那些可以随处买到而且价格低廉的产品，企业应该致力于提高生产率和分销效率，增加产量、降低成本，以扩大市场。

（3）生产观念适应的情况：

① 产品供不应求，消费者没有什么选择的余地；

② 企业要以提高产量、降低成本、扩大销售为竞争手段。

2. 产品观念

（1）观点。

消费者最喜欢高质量、多功能和具有某种特色的产品，企业应该致力于生产高质量的产品，并不断改进。

（2）误区。

企业盲目坚持“产品导向观念”，容易导致“市场营销近视症”。其错误之处在于把产品看成是需求的化身，把产品等同于需求，忽视了市场需求的变化。

3. 推销观念

（1）卖方市场向买方市场过渡时期产生的一种以推销为中心的经营观念。

（2）观点：消费者通常表现的是一种购买惰性或抵抗心理。消费者一般不会足量购买某一企业的产品。企业必须积极推销和大力促销。该观念被大量用于那些非渴求产品。

4. 市场营销观念

（1）观点：市场企业的各项目标的目标，在于正确确定目标市场的需要和欲望，并且比竞争者更有效地传送目标市场所期望的物品或服务，进而比竞争者更有效地满足目标市场的需求和欲望。

（2）本质：市场营销观念是一种以顾客需要和欲望为导向的哲学，是消费者主权论在企业市场营销管理中的体现。

（3）与前三种观念的区别：

① 它真正把消费者的需求放在了第一位，企业的一切行为都是为消费者服务的。

② 市场营销观念的出现被称为市场观念的一次革命，是一种成熟的现代营销观念。

③ 它始终把消费者放在首位，注重营销过程的每一个细节，使得营销观念上升到一个新的高度，以后出现的一些观念都是以市场营销观念为基础的。

5. 社会营销观念

企业、社会、消费者三方面的利益应当兼顾，应该树立良好的社会形象。这就要求企业在制定营销政策时，要均衡企业利润、消费者需求和社会利益。

三、现代营销观念

1. 绿色营销

（1）观点。

绿色营销就是在充分满足消费者需求、争取适当的企业利润的同时，兼顾社会环境利益，而开展的系统性的经营活动。绿色营销又称为“环境营销”。

（2）与社会营销观念的区别。

① 社会营销观念虽然也倡导保护环境，产品宣传突出“绿色、健康、无污染”，但它是在本国范围内追求社会利益、消费者切身利益和企业经济效益三者的结合和统一。

② 绿色营销观念的服务对象不仅是消费者，还包括整个社会和全球经济，目的是求得社会和全球环境保护的长远利益、消费者切身利益和企业经济效益三者的结合和统一。它是在

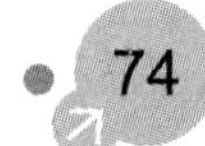

全球可持续发展战略理论的指导下，结合市场营销实际产生的观念。

2．直复营销

（1）含义。

任何可以刺激、推动及引发读者作出迅速而直接反应和共鸣的推广、信息传递及广告，都可以成为直复营销。

（2）优点。

顾客坐在家中就可以买到自己需要的商品。

（3）全球直复营销工具。

邮购目录、直邮信件、电话营销、电视营销、其他媒体营销和电子购物。

3．关系营销

（1）含义。

关系营销被认为是企业与客户、供应商、分销商、其他利益相关人员或组织建立长期、稳定、互信、互惠关系的活动。

（2）核心。

企业与顾客之间的长期关系。

（3）内涵。

企业努力与有价值的客户、分销商和供应商建立长期的、互信的双赢关系，是关系双方以互利互惠为目标的营销活动，是利用信息反馈不断完善产品和服务的管理手段。

（4）与传统营销的区别。

项目 观念	核心	范围	工作重点
传统营销	交易	目标市场	如何生产，如何获得顾客
关系营销	关系	顾客、供应商、分销商、竞争对手、银行、政府及企业内部员工	充分利用现有资源保持现有顾客，一切围绕关系展开，以求得关系各方面的协调发展

4．网路营销

网路营销的特点表现为以下几点：

（1）市场营销的最新形式。

（2）营销成本低、营销环节少、营销方式新、营销国际化、营销全天候。

（3）网络营销被称为“眼球经济”。

经典例题分析

【例 1】从本质上看，市场营销观念（　　）。

A．注重卖方需要

B．考虑如何把产品变成现金

C．是消费者主权论在企业营销管理中的体现

D．产生于卖方市场向买方市场过渡阶段

【答案】C

【分析】本题是对市场营销观念进行考查。市场营销观念是买方市场，认为实现企业各项目标的关键，在于正确确定目标市场的需要和欲望，是消费者主权论在市场营销管理中的体现。

【例2】为了适应社会对于环境保护的要求，许多企业主动采取绿色包装以降低白色污染。这种做法反映了企业的（　　）。

A．绿色营销观念　　B．直复营销

C．市场营销观念　　D．生产观念

【答案】A

【分析】本题考查的是各种营销观念的观点。绿色营销观念的目的是求得社会和全球环境保护的长远利益、消费者切身利益和企业经济效益三者的结合统一，有人将绿色营销称为“环境营销”。

【例3】中国某著名的S酒业公司，经常在电视上做公益广告，如“为了您平安回家，请勿酒后驾车”等，这说明该公司奉行的经营观念是（　　）。

A．产品观念　　B．推销观念　　C．市场营销观念　　D．社会营销观念

【答案】D

【分析】

本题考查的是各种营销观念的观点。社会营销观念强调企业、消费者和社会三方面的利益应当兼顾，企业不能为了赚钱而只满足消费者的需求，不顾社会利益，应该树立良好的社会形象。

能力训练与提升

1．奉行推销观念的企业表现为（　　）。

A．积极推销和进行大量促销活动去刺激消费者大量购买

B．提高产量

C．增加花色品种

D．研究消费者需求

2．（　　）的出现被称为营销观念的一次革命，是一种成熟的现代营销观念。

A．产品观念　　B．生产观念　　C．推销观念　　D．市场营销观念

3．容易导致“市场营销近视症”的观念是（　　）。

A．产品观念　　B．生产观念　　C．推销观念　　D．市场营销观念

4．后来出现的一些新的营销观念基本上都建立在（　　）的基础上。

A．产品观念　　B．生产观念　　C．推销观念　　D．市场营销观念

5．（　　）是在全球可持续发展战略指导下，结合市场营销实际产生的新观念。

A．绿色营销观念　B．社会营销观念　C．关系营销观念　D．市场营销观念

6．营销观念的第二次革命是（　　）。

A．产品观念　B．生产观念　C．推销观念　D．市场营销观念

7．越来越多的产品宣传突出“绿色、健康、无污染”，体现人性化设计，力求得到社会大众的认可，这属于（　　）。

A．产品观念　B．社会营销观念　C．推销观念　D．市场营销观念

8．下列不符合产品观念的是（　　）。

A．设计产品时请顾客和营销人员参与

B．营销思想是以产定销

C．主要任务是提高质量

D．容易引发“营销近视症”

9．在充分满足消费者需求、争取适当的企业利润的同时，兼顾社会环境利益，而开展的系统性的经营活动是（　　）。

A．社会营销　B．绿色营销　C．直复营销　D．市场营销

10．社会市场营销观念认为（　　）。

A．在市场营销活动中应从社会利益出发

B．应统筹兼顾企业、消费者和社会的利益

C．满足了社会的利益，就可满足消费者和企业的利益

D．消费者是上帝，消费者的利益就是企业的利益

11．关系营销的核心是（　　）。

A．产品　B．服务　C．关系　D．促销

12．许多冰箱生产厂家最年来高举“健康”“无氟”等旗帜，纷纷推出无氟冰箱，他们所奉行的营销管理哲学是（　　）。

A．推销观念　B．生产观念　C．市场营销观念　D．社会市场营销观念

13．生产观念适应的客观经济条件有（　　）。

A．产品供不应求　B．产品供过于求

C．环境污染严重　D．产品成本低

14．第五大传播媒体是（　　）。

A．电视　B．报刊　C．广播　D．因特网

15．为了适应社会对于环境保护的要求，许多林业企业主动采取绿色包装以降低白色污染。这种做法反映了企业的（　　）。

A．社会营销观念　B．推销观念

C．市场营销观念　D．生产观念

16．（　　）突破了地域限制，提供了更富有个性化的产品和服务，交易更加便利。

A．网络营销　B．社会营销　C．关系营销　D．市场营销

17．顾客坐在家中就可以买到自己需要的商品，这是（　　）营销观念的最大优点。

A．绿色营销　B．直复营销　C．关系营销　D．网络营销

18．市场营销观念的中心是（　　）。

A．推销已经生产出来的产品　B．发现并设法满足消费者的需要

C．制造优质价廉的产品　　　　　　D．制造大量产品并推销出去

19．在卖方市场向买方市场过渡时期产生的一种观念是（　　）。

A．网络营销　　B．社会营销　　C．推销观念　　D．市场营销

20．一种观念认为：消费者可以接受任何买得起和买得到的商品，因而企业的主要任务是努力提高效率、降低成本、扩大生产，这种观念就是（　　）。

A．生产成本　　B．产品观念　　C．推销观念　　D．市场营销观念

21．一种观点认为，只要企业能提高产品的质量、增加产品的功能，便会顾客盈门。这种观念就是（　　）。

A．生产观念　　B．产品观念　　C．推销观念　　D．市场营销观念

22．产品观念的核心思想是（　　）。

A．公司应把重点放在扩大生产规模上。

B．只要产品质量好，顾客自然会盈门

C．公司应重点抓好强力推销

D．重点是制造能够销售出去的产品

23．下列表述中，反映生产观念的是（　　）。

A．我能生产什么，就卖什么

B．我生产什么，就买什么

C．我卖什么，就设法让人买什么

D．顾客需要什么，我就生产什么

24．下列关于各种营销观念的说法，不正确的是（　　）。

A．在现在的某些行业中，由于某些产品比较紧俏、缺乏竞争，仍有生产者持有生产观念

B．某些企业认为，“名牌”就是产品质量好、款式新，这实际上是一种产品观念的体现

C．产品观念认为，消费者通常表现出一种购买惰性或抵抗心理　　.

D．现在有些企业制造假冒伪劣产品，侵犯消费者权益，这不符合社会营销观念的观点

25．关系营销的核心是（　　）。

A．企业与供应商的关系

B．企业与分销商的关系

C．企业与媒体公众的关系

D．企业与顾客之间的长期关系

26．下列关于直复营销的说法不正确的是（　　）。

A．直复营销是一种互动性的营销体系

B．直复营销是无店铺销售的一种

C．企业与消费者的关系是直复营销的核心

D．直复营销的优点之一是顾客坐在家中就可以买到自己需要的商品

考情回眸

1.（2008 年考题）下列描述中，属于市场营销观念的是（　　）。

A．卖我们所能生产出来的产品　　B．生产顾客需要的产品

C．高价回收我们的软饮料包装　　D．变一锤子买卖为长期合作关系

【答案】B

【分析】本题考查的是考生对营销观念观点的理解。卖所能生产的产品是生产观念的观点，高价回收软饮料包装体现兼顾社会利益的社会营销观念；变一锤子买卖为长期合作关系体现关系营销，以顾客需求为中心是市场营销观念的体现。

2.（2009 年考题）一家文件柜企业的生产经理认为他们制造了最好的文件柜，并宣称此柜“从四楼扔下仍完好无损”，而顾客却认为“我们并不打算将文件柜从楼上扔下去”。生产经理的营销观念是（　　）。

A．生产观念　　B．产品观念　　C．推销观念　　D．市场营销观念

【答案】B

【分析】企业的生产经理主张质量是产品的生命，认为只要质量好，有特色，才能抓住顾客的心理，但仍然忽视了顾客的需求，体现了产品观念。

3.（2010 年考题）许多冰箱生产厂家近年来高举“环保”“健康”等旗帜，纷纷推出无氟冰箱，他们所奉行的市场营销观念是（　　）。

A．推销观念　　B．生产观念　　C．市场营销观念　　D．社会营销观念

【答案】B

【分析】企业推出“环保”“健康”型冰箱，奉行的是社会营销观念。

4.（2012 年考题）下列关于各种营销观念的说法，不正确的是（　　）。

A．在现在的某些行业中，由于某些产品比较紧俏、缺乏竞争，仍有生产者持有生产观念

B．某些企业认为“名牌”就是产品质量好、款式新，这实际上是一种产品观念的体现

C．产品观念认为，消费者通常变现出一种购买惰性或抵抗心理

D．现在有些企业制造假冒伪劣产品、侵犯消费者权益，这不符合社会营销观念的观点

【答案】C

【分析】消费者通常表现出一种购买惰性或抵抗心理，需要企业加强推销活动或促销。这是推销观念的观点，而非产品观念。

5.（2012 年考题）下列关于直复营销说法不正确的是（　　）。

A．直复营销是一种互动性的营销体系

B．直复营销是无店铺销售的一种

C．企业与消费者的关系是直复营销的核心

D．直复营销的优点之一是顾客坐在家中就可以买到自己需要的产品

【答案】C

【分析】企业与消费者的关系是关系营销的核心，而非直复营销的核心。所以对直复营销说法不正确的是C。

6.（2013年考题）在现代营销观念中，借助于因特网完成一系列营销环节，从而达到营销目的的过程是（　　）。

A．绿色营销　　B．直复营销　　C．关系营销　　D．网络营销

【答案】D

【分析】解答时，抓住限定词“现代营销观念”“因特网”，此题考查的是网络营销的含义。

7.（2014年考题）企业与客户、供应商、分销商、其他利益相关人或组织建立长期、稳定、互信、互惠关系的活动被认为是现代营销观念中的（　　）。

A．绿色营销　　B．直复营销　　C．关系营销　　D．网络营销

【答案】C

【分析】企业与顾客之间的长期关系是关系营销的核心，保持和发展这种关系是关系营销的重要内容。

8.（2015年考题）下列选项中，能体现社会营销观念的是（　　）。

A．企业只要扩大生产就可以增加销量

B．产品是需求的化身，产品等同于需求

C．企业必须积极推销和大力促销，消费者才会大量购买本企业的产品

D．企业在制定营销政策时，要平衡企业利润、消费者需求和社会利益

【答案】D

【分析】选项A是生产观念，选项B是产品观念，选项C是推销观念，选项D是社会营销观念。

第二章

市场营销环境

考纲要求

1．了解市场营销环境的概念。

2．理解微观环境和宏观环境的内容。

3．掌握市场营销环境分析的方法及其变化时的对策。

知识清单

一、分析市场营销环境的构成

1．微观市场营销环境

（1）企业内部。

略。

（2）供应商。

① 向企业及其竞争对手提供它们为生产特点的产品和劳务所需要的各种资源的企业和个人。

② 供应商是影响企业竞争能力和产品销售量的重要因素。

（3）营销中介。

① 中间商。

<table>
<tr><th colspan="2">类型</th><th>性质</th><th>举例</th></tr>
<tr><td rowspan="4">代理中间商</td><td>企业代理商</td><td rowspan="4">专门介绍客户或与客户磋商交易合同，但并不拥有商品所有权</td><td rowspan="4">生产企业可以雇佣一些代理人到各国各地区去寻找零售商，根据代理人为企业取得的订单的多少向他们支付佣金。代理人本人并不购买产品，而是生产企业直接向零售商发货</td></tr>
<tr><td>销售代理商</td></tr>
<tr><td>寄售商</td></tr>
<tr><td>经销商</td></tr>
<tr><td rowspan="2">买卖中间商</td><td>批发商</td><td rowspan="2">他们购买商品，拥有商品所有权，再出售商品</td><td rowspan="2">生产企业销售商品的主要方法是把产品卖给批发商、大型连锁超级市场、自动售货机经营商，这些中间商再以保证一定利润的价格把产品卖给消费者</td></tr>
<tr><td>零售商</td></tr>
</table>

② 实体分配机构。

③ 市场营销服务机构。

④ 金融机构。

（4）顾客。

① 顾客是企业的商品或服务的购买者，是企业服务的对象，也是企业营销活动的出发点和归宿。

② 企业的一切营销活动都是以满足顾客的需求和欲望为中心的。

（5）竞争者。

①欲望竞争者；②类别竞争者；③产品形式竞争者；④品牌竞争者。

（6）公众。

①金融界；②媒介公众；③政府公众；④社团公众；⑤社区公众；⑥内部公众；

（7）一般公众。

2. 宏观营销环境

（1）人口环境。

①人口总量；②人口的地理分布；③人口的结构。

（2）经济环境。

① 消费者收入水平；

② 消费支出模式与消费结构的变化；

③ 消费者储蓄与消费信贷的状况。

（3）经济环境。

（4）经济环境。

（5）政治与法律环境。

（6）社会文化环境。

① 价值观念；② 民族传统；③ 宗教信仰。

二、分析市场营销环境

1. 分析营销环境的方法

（1）列表评价法。

① 市场营销的任务；

② 步骤。

（2）矩阵分析法。

①理想企业；②成熟企业；③投机企业；④艰苦企业。

2. 分析环境的企业对策

（1）威胁中的企业对策。

① 促进对策；

② 减轻政策；

③ 转移政策；

（2）捕捉机遇的时机。

① 抓住经营决策时机；

② 抓住输入时机；

③ 抓住输出时机。

经典例题分析

【例 1】苹果公司推出新一代苹果手机，对于其他手机企业，该营销环境属于（ ）。

A．科学技术环境　　B．竞争者

C．社会文化　　D．企业内部

【答案】B

【分析】本题考查的是对企业微观营销环境的理解。

【例 2】协助企业推广、销售和分配商品给最终顾客的所有单位是（ ）。

A．供应商　　B．代理商　　C．零售商　　D．营销中介

【答案】D

【分析】本题考察的是对市场营销微观环境的构成的理解。所谓营销中介是指协助企业推广、销售和分配商品给最终顾客的所有中介单位。

【例 3】衡量一个国家、地区、城市、家庭生活水平高低的重要参数是（ ）。

A．消费者收入水平　　B．个人可任意支配收入

C．个人可支配收入　　D．恩格尔系数

【答案】D

【分析】本题考查的是对恩格尔系数的理解。恩格尔系数是衡量一个国家、地区、城市、家庭生活水平高低的重要参数。

【例 4】主打农村市场的 21 英寸彩电品牌有长虹的“红双喜”、创维的“富临门”、康佳的“福临门”等，它们是（ ）。

A．欲望竞争者　　B．类别竞争者

C．产品形式竞争者　　D．品牌竞争者

【答案】D

【分析】顾客面临几种牌子的选择时，相关的企业称为品牌竞争者。

能力训练与提升

1．消费者个人收入中扣除税款、维持个人和家庭开支和固定支出后所得的余额叫做（ ）。

A．个人全部收入　　B．个人可支配收入

C．个人可任意支配的收入　　D．人均国民收入

2．在收入水平一定的条件下，一个国家总人口数量的多少，决定了（ ）。

A．市场容量的大小　　B．居民购买力的大小

C．现实需求的大小　　D．潜在需求的大小

3．1984 年，我国出口某阿拉伯国家的塑料鞋，被当地政府出动大批军警查禁、销毁，原因是鞋底的花纹酷似当地文字“真主”一词。这个案例说明，营销人员要想有针对性地开展营销活动，就要了解和重视目标市场消费者的（　　）。

A．宗教信仰　　B．价值观念　　C．地理环境　　D．风俗习惯

4．当企业面临环境威胁时，可通过各种方式限制或扭转不利因素的发展，这就是（　　）。

A．转移策略　　B．减轻策略　　C．促进策略　　D．竞争策略

5．在环境机会分析图中，理想机会指的是机会（　　），威胁（　　）。

A．较大/较大　　B．较小/较大　　C．较大/较小　　D．较小/较小

6．中国消费者不习惯超前消费，西方国家消费信贷很普遍，这种现象主要是由于东西方不同的（　　）。

A．宗教信仰　　B．风俗习惯　　C．价值观念　　D．文化结构

7．中国人过春节时，家家户户贴对联、贴窗花，预示来年吉祥，影响人们这种行为的主要因素是（　　）。

A．宗教信仰　　B．价值观念　　C．地理环境　　D．风俗习惯

8．（　　）指的是向企业及其竞争对手提供他们为生产特定的产品和劳务所需要的各种资源的企业和个人。

A．供应商　　B．营销中介　　C．竞争者　　D．公众

9．下列组织属于市场营销服务机构的是（　　）。

A．运输公司　　B．营销咨询公司　　C．保险公司　　D．信贷公司

10．当顾客喜欢吃巧克力时，头脑中会出现金帝、德芙、吉百利等品牌，它们属于（　　）。

A．产品形式竞争者　　B．欲望竞争者

C．类别竞争者　　D．品牌竞争者

11．下列中间商中，对商品有商品所有权的是（　　）。

A．企业代理商　　B．销售代理商　　C．寄售商　　D．批发商

12．“电视购物”“网上购物”的出现，说明对商品销售和购物习惯产生巨大影响的是（　　）。

A．科技环境　　B．价值观念　　C．居民收入　　D．竞争

13．希尔顿饭店在经济危机时兼并其他饭店，在经济高速增长时卖出企业，从而获得巨大财务收益。这是由于该公司利用了（　　）环境提供的营销机会。

A．政治环境　　B．经济环境　　C．社会文化环境　　D．自然环境

14．对一个组织完成其目标有着实际或潜在兴趣或影响的群体是（　　）。

A．企业内部　　B．营销中介　　C．竞争者　　D．公众

15．下列属于市场营销服务机构的是（　　）。

A．调研机构　　B．保险公司　　C．信贷公司　　D．银行

16．根据消费者反映看电视时间过长眼睛累甚至视力下降的信息，创维电视率先生产出无闪烁纯平彩电，获得消费者认可，购买十分踊跃。影响因素是（　　）。

A．科技环境　　B．价值观念　　C．居民收入　　D．竞争

17．日本一些企业面对欧美国家实行的限制进口、鼓励出口的贸易保护政策，采取了合

资合作、联营的方式。在进口国直接投资，实行加工生产本地化的策略。面对威胁，日本采用的策略是（　　）。

A．减轻策略　　B．促进措施　　C．转移策略　　D．抓住输入时机

18．由于人们对环境保护要求的不断提高，国家推出了车用汽油无铅化、无毒化的措施。面对威胁，采用的策略是（　　）。

A．减轻策略　　B．促进措施　　C．转移策略　　D．抓住输入时机

19．下列对说法描述错误的是（　　）。

A．消费者的购买力来源于收入

B．个人可支配收入是从个人收入中扣除必须有消费者个人缴纳的各项税款以后剩余的部分

C．恩格尔系数越高，生活水平越高

D．当收入一定时，储蓄越多，现实消费就会越小，但潜在消费量越大

20．影响消费需求变化的最活跃的因素是（　　）。

A．个人可支配收入　　B．可任意支配收入

C．个人收入　　D．人均国内生产总值

考情回眸

1．（2011 年考题）公众对企业的产品和市场营销活动的态度深刻地影响和制约着企业的经营，下列属于社团公众的是（　　）。

A．投资公司　　B．环境保护组织

C．广播电台　　D．企业的员工

【答案】 B

【分析】 本题考查的是对微观环境中公众的构成的理解。

2．（2011 年考题）某人的月平均收入为 6000 元，他的月平均支出为：个人所得税 600 元，伙食费 1000 元，服装费 400 元、还房贷 1200 元，固定交通费 300 元，娱乐休闲费 500 元，其他非固定支出 2000 元，该消费者的月个人可任意支配收入是（　　）。

A．5400 元　　B．3200 元　　C．2800 元　　D．2500 元

【答案】 D

【分析】 可任意支配收入是可支配收入除去用于维持个人和家庭的生活或其他固定的开支，如伙食、服装、房租、分期付款、保险费用和其他固定开支。所以，该消费者的个人可任意支配收入是娱乐休闲费和其他非固定支出之和，即 2500 元。也可以这样理解：该消费者的个人可任意支配收入=6000-600-1000-400-1200-300=2500 元。

3．（2011 年考题）下列选项中能够体现营销中介对企业营销活动的影响的是（　　）。

A．随着物流业的飞速发展，实体分配机构的功能越发明显和重要

B．消费者更重视产品的个性化

C．同行业的生产企业开始重视农村市场

D．企业内部营销部门与其他管理部门配合的默契度提高

【答案】A

【分析】本题考查的是对微观环境的构成的理解。四个选项分别体现的是物流企业、消费者（顾客）、竞争者、企业内部。属于营销中介的是物流企业，所以答案选择A。

4.（2011年考题）某家电企业在面对市场环境威胁时，实行多元化经营，其采用的对策是（　　）。

A．促进对策　　B．减轻政策　　C．转移政策　　D．限制政策

【答案】B

【分析】企业见环境不妙时，主动将投资转移到其他行业或市场，或者实行多元化经营，属转移对策。

5.（2012年考题）以下机构中，不属于市场营销服务机构的是（　　）。

A．政府机构　　B．广告机构

C．调研机构　　D．营销咨询机构

【答案】A

【分析】本题考查的是学生对微观环境构成的掌握情况，政府机构属于微观环境中的公众。

6.（2012年考题）世界某著名奢侈品公司准备在中国大陆开设一家顶级品牌专卖店，四个备选城市2011年的恩格尔系数如下，其中（　　）城市的恩格尔系数符合该公司的要求。

A．29.8%　　B．36.5%　　C．47.2%　　D．41.8%

【答案】A

【分析】恩格尔系数是衡量一个国家、地区、城市、家庭生活水平高低的重要参数。恩格尔系数越高，生活水平越低；恩格尔系数越低，生活水平越高。该公司经营的是奢侈品，所以应该挑选生活水平最高的城市。所以，本题答案是A。

7.（2012年考题）某企业运用威胁—机会综合矩阵对当前所面临的环境进行了分析，发现企业所面临的机会大但威胁也大，这个企业属于（　　）。

A．理想企业　　B．艰苦企业　　C．投机企业　　D．成熟企业

【答案】C

【分析】从环境因素给企业带来的机会和威胁看，企业分为以上四种类型。机会大、威胁也大的企业称为投机企业，也称为冒险企业。

8.（2013年考题）市场营销环境包括宏观环境和微观环境，以下属于微观环境的是（　　）。

A．科学技术环境　B．公众　　C．人口环境　　D．社会文化环境

【答案】B

【分析】微观环境指企业内部各部门之间，以及与企业营销活动有协调、竞争、服务等关系的企业相互之间的关系，它包括企业内部因素和企业外部的供应商、顾客、竞争者和公众等因素。此题考察的是微观环境和宏观环境的区别。

9.（2013年考题）个人可任意支配收入是消费者用来扩大购买量及提高消费水平的基础，以下消费支出来源于个人可任意支配收入的是（　　）。

A．贷款购买住房后的分期付款

B．外出旅游支付给旅行社的费用

C．按期缴纳的养老保险

D．个人所得税

【答案】B

【分析】考查个人可支配收入和个人可任意支配收入的区别。个人可支配收入是从个人收入中扣除必须应由消费者个人缴纳的各项税款以后剩余的部分。上述个人可支配收入实际上仍不是消费者所能任意支配的。可任意支配收入是可支配收入除去用于维持个人和家庭的生活或其他固定的开支，如伙食、服装、房租、分期付款、保险费用和其他固定开支后的余额部分才是个人可任意支配收入。

10.（2013 年考题）为了避免威胁、抓住机会，企业通过采取措施设法限制或扭转不利因素的发展。该对策是（　　）。

A．促进对策　　B．转移政策　　C．减轻政策　　D．抓住输入时机

【答案】A

【分析】本题考查了威胁中的企业对策，促进对策是限制或扭转不利因素，减轻是主动地去适应环境的变化，转移是主动投资其他行业或市场，或者实行多元化经营。

11.（2014 年考题）我国很多企业通过走联合化、集团化道路，冲破地方封锁和条块分割，从而改变了各地方政府的地方保护主义政策，促使其实行开放的经济政策。这是企业应对威胁所采取的（　　）。

A．促进对策　　B．减轻政策　　C．转移政策　　D．缓解政策

【答案】A

【分析】本题考查了威胁中的企业对策，促进对策是限制或扭转不利因素，减轻是主动地去适应环境的变化，转移是主动投资其他行业或市场，或者实行多元化经营。

12.（2015 年考题）面对进口奶粉大量涌入，国内某奶粉生产商开始投资生产保健食品，该企业采取了（　　）。

A．促进对策　　B．减轻政策　　C．转移政策　　D．反抗政策

【答案】C

【分析】本题考查了威胁中的企业对策，促进对策是限制或扭转不利因素，减轻是主动地去适应环境的变化，转移是主动投资其他行业或市场，或者实行多元化经营。

13.（2015 年考题）龙腾广告公司为某企业制作了新产品的推广的广告，取得了良好的效果。该广告属于微观营销环境中的（　　）。

A．一般公众　　B．实体分配机构

C．金融公众　　D．市场营销服务机构

【答案】D

【分析】本题考查的是学生对微观环境构成的掌握情况，广告公司属于微观环境中市场营销服务机构。

第三章

确定目标市场

考纲要求

1. 了解市场细分的含义和意义。
2. 掌握市场细分的程序和原则。
3. 理解市场细分的标准。
4. 理解选择目标市场条件和模式。
5. 掌握选择目标市场的策略。
6. 理解影响目标市场策略选择的因素。
7. 了解市场定位的含义。
8. 理解市场定位的方式和步骤。
9. 掌握市场定位的策略。

第一部分　市场细分

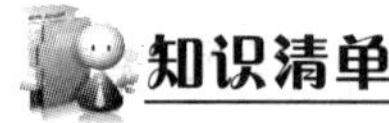

一、市场细分的含义

（1）市场细分是指通过市场调研，根据消费者需求的差异性，把某一产品的整体市场划分为若干消费者群的市场分类过程。

（2）每一个消费者群称为“子市场”和“亚市场”。每一个细分市场是由具有类似需求倾向的消费者群构成的群体。

（3）从消费者需求状况的角度来说，产品的市场可以分为同质市场和异质市场。

（4）市场细分的实质，就是把一个异质市场划分为若干个同质市场的过程。

二、市场细分的程序

（1）选择市场范围，确定经营目标；

（2）选择市场细分的标准；

（3）初步市场细分；
（4）筛选细分市场；
（5）初步为细分市场定名；
（6）进一步分析各子市场；
（7）决定每个细分市场的规模，相应选定目标市场。

三、市场细分的原则

（1）可衡量性；
（2）实效性；
（3）可进入性；
（4）反映差异性。

四、市场细分的标准

1．消费者市场细分的标准

细分标准	具体细分标准
地理细分	地理和行政区、城市乡村、地形气候、交通运输、人口密度等
人口细分	年龄、性别、家庭大小、收入、生活习惯、职业、教育程度、国籍
心理细分	生活方式、个性、兴趣、偏好、态度等
行为细分	使用时机、追求利益、使用者情况、使用程度、品牌忠诚度等

2．生产者市场细分标准

（1）用户规模；
（2）用户要求；
（3）地理位置。

经典例题分析

1．下列说法错误的是（　　）。

A．分属不同细分市场的消费者对同一产品的需要与欲望存在着明显差别

B．同一细分市场的消费者，他们的需要与欲望则极为相似

C．如何选定企业的特定服务对象，即目标市场，是制定企业营销战略的基本出发点

D．同质市场可以渐变为异质市场，但异质市场不能向同质市场转化

【答案】D

【分析】本题考查的是对于细分市场的理解。同质市场可以转变为异质市场，异质市场也可以向同质市场转化，所以，答案选择D。

2．一个普通大学的餐馆，如果专门开设一个西餐馆满足少数师生酷爱西餐的要求，可能由于这个细分市场太小而得不偿失，这说明（　　）。

A．细分标准应具有可衡量性　　B．细分市场应具有可进入性

C．细分市场应具有实效性　　　　D．细分市场应具有反映差异性

【答案】C

【分析】本题考察了对于市场细分原则的理解。实效性也称需求足量性。细分出来的市场必须达到足以使企业实现它的利润目标，企业必须考虑细分市场上顾客的数量，以及他们的购买能力和购买产品的频率。所以，答案选择C。

3．对于牙膏市场，有些消费者特别关心味道可口；有些消费者强调保持牙齿光洁，有些消费者又格外关注防止坏牙，而有些消费者又注重经济实惠。如果把牙膏市场划分为四个细分市场，这是按照（　　）因素来进行细分的。

A．人口细分　　B．心理细分　　C．地理细分　　D．行为细分

【答案】D

【分析】本题考查的是市场细分的标准。每个消费者对于产品追求的利益不同，是行为细分中的追求利益。所以答案选择D。

能力训练与提升

一、选择题

1．制定目标市场营销策略体现的营销观念是（　　）。

A．产品　　B．生产　　C．市场营销　　D．销售

2．市场细分是对（　　）进行分类。

A．各种产品

B．生产同种产品的企业

C．对同一产品需求各异的消费者

D．对不同产品需求各异的消费者

3．每一个细分市场都是由（　　）构成的。

A．需求倾向相似的消费者群

B．需求倾向各异的消费者群

C．功能相似的产品

D．功能各异的产品

4．同质市场和异质市场是（　　）。

A．可以相互转化的　　B．固定不变的

C．极不确定的　　D．不可相互转化的

5．在市场细分中，对市场进行初步细分后，接下来应做的工作是（　　）。

A．细分市场定名　　B．筛选细分市场

C．分析细分市场　　D．选择细分标准

6．下面关于市场细分的说法不正确的是（　　）。

A．市场细分不是对产品进行分类，而是对同一种产品需求各异的消费者进行分类

B．是美国营销学家史密斯20世纪50年代初提出的

C．理论基础需求的差异性

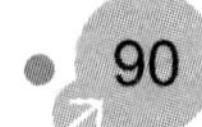

D．消费者市场细分的标准，有的可以用作生产者市场细分的依据

7．细分出来的市场应该是企业生产经营活动能够达到，能够充分发挥企业人力、物力、财力和生产、技术、营销能力的市场，这说明，细分市场具有（　　）。

A．可进入性　　B．实效性　　C．可衡量性　　D．反映差异性

8．一个细分市场是否有价值，主要取决于该市场的（　　）。

①需求状况　②竞争能力　③企业资源状况　④中间商多少

A．①②③④　　B．①②③　　C．①③　　D．②③

9．目标市场的家庭结构，这一细分变量属于（　　）细分标准。

A．地理环境　　B．人口因素　　C．心理因素　　D．购买行为

10．某企业把轮胎市场细分为童车、赛车、轿车、越野车、卡车等市场，是根据（　　）进行细分的。

A．用户规模　　B．用户地点　　C．用户要求　　D．用户购买力

11．关于同质市场和异质市场表述错误的是（　　）。

A．同质市场和异质市场是可以相互转化的

B．在异质市场里，消费者的需求差异性很大

C．在同质市场里，消费者的需求基本相似

D．市场细分就是将同质市场转化为若干异质市场的过程

12．航空公司为旅客提供豪华仓、商务仓、经济舱和服务不同的机票，是根据（　　）来细分市场的。

A．购买动机　　B．使用频率　　C．使用状况　　D．追求的利益

13．下列细分变量中不属于人口因素这一细分标准的是（　　）。

A．国籍　　B．收入　　C．教育程度　　D．品牌忠诚度

14．把服装市场划分为“儿童”“青年”和“中老年”三个市场，这里使用的市场细分变量是（　　）。

A．性别　　B．年龄　　C．收入　　D．文化

15．把消费者群分为“传统型”“新潮型”“节俭型”等运用的细分标准是（　　）。

A．地理细分　　B．人口细分　　C．心理细分　　D．购买行为

16．绅宝汽车公司把汽车市场分为：富有家庭和高级职员需要的豪华型小汽车；一般家庭和职工上下班需要的标准型小汽车，它所采用的细分标准是（　　）。

A．收入　　B．生活方式　　C．使用频率　　D．职业

17．香烟公司把吸烟者分为“挑衅型吸烟者”“随便型吸烟者”“谨慎型吸烟者”，其细分标准是（　　）。

A．地理细分　　B．人口细分　　C．心理细分　　D．行为细分

18．对防暑降温、御寒保暖之类的消费品按照（　　）细分市场细分是很有意义的。

A．年龄　　B．气候　　C．城乡　　D．人口密度

19．某跨国集团将其目标市场划分为欧盟、北美、东盟等，其划分依据属于（　　）。

A．地理细分　　B．人口细分　　C．心理细分　　D．行为细分

20．市场细分原则中的可进入性不包括（　　）。

A．企业具有进入这些细分市场的资源条件和竞争实力

B．企业能够通过一定的广告媒体把产品信息传递给该市场的众多消费者

C．企业的产品能被消费者接受

D．产品能够经过一定的销售渠道抵达该市场

二、简答

简述市场细分的程序。

考情回眸

1．（2010 年考题）按照消费者对品牌与商标的信赖程度，可将产品的消费者划分为以下群体（　　）。

A．教育程度、收入，家庭结构

B．老年、中年、青少年

C．经常购买者、初次购买者、潜在购买者

D．单一品牌忠诚者、几种品牌忠诚者、无品牌爱好者

【答案】D

【分析】消费者市场细分的标准之一是购买行为，购买行为的变量之一是消费者品牌的信赖度。按消费者对品牌的信赖程度，可以将产品划分为：单一品牌忠诚者、几种品牌忠诚者、无品牌爱好者。

2．（2012 年考题）某企业用生活方式、个性来划分消费者群，该企业选择的市场细分标准是（　　）。

A．地理细分　　B．人口细分　　C．行为细分　　D．心理细分

【答案】D

【分析】本题考查的是消费者市场细分的标准包括的变量。生活方式、个性从属于细分标准中的心理细分。所以，本题答案选择 D。

3．（2013 年考题）通过成功、有效的市场细分，细分出来的市场必须大到足以使企业实现它的利润目标。这是市场细分应遵循基本原则中的（　　）。

A．可衡量性　　B．实效性

C．可进入性　　D．反应差异性

【答案】B

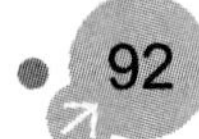

【分析】实效性也称需求足量性。细分出来的市场必须大到足以使企业实现它的利润目标。在进行市场细分时，企业必须考虑细分市场上顾客的数量，以及他们的购买能力和购买产品的频率。如果细分市场的规模过小，市场容量太小，细分工作烦琐，成本耗费大，获利小，就不值得去细分了。

4.（2014 年考题）妮维雅化妆品公司长期以来一直将其产品分为女士系列化妆品和男士系列化妆品两大类，其采用的市场细分标准是（　　）。

A．兴趣细分标准　　B．人口细分标准

C．心理细分标准　　D．行为细分标准

【答案】B

【分析】所谓人口细分，就是企业按照人口调查统计的内容，如年龄、性别、收入、职业、教育水平、家庭大小、生活阶段、宗教信仰等“人口因素”来细分市场。在心理细分中，是以社会阶层、生活方式及个性等因素作为划分消费者群的基础的。同一个人口因素相同的群体，可以展示出不同的心理现象。在行为细分中，是以购买者对产品的知识、态度、使用或反应为基础来划分消费者群的。

5.（2015 年考题）某化妆品公司将消费者划分为非使用者、曾经使用者、潜在使用者、初次使用者和经常使用者，该公司采用的具体细分变量是（　　）。

A．追求的利益　　B．使用者情况

C．使用程度　　D．使用时机

【答案】B

【分析】很多市场按照使用者的情况将市场细分为非使用者、曾经使用者、潜在使用者、初次使用者和经常使用者，因此，此题的答案为 B。

第二部分　目标市场策略

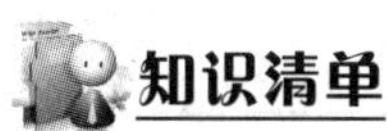

知识清单

一、选择目标市场的条件

（1）拥有一定的购买力，有足够的销售量和营业额。

（2）有较理想的尚未满足的消费者群，有充分发展的潜在购买力，以作为企业市场营销发展的方向。

（3）市场竞争还不激烈，竞争对手未能控制市场，有可能乘势开拓市场，并占有一定的市场份额，在市场竞争中取胜。

（4）该市场符合企业的资源条件，企业有能力开拓该市场。

二、选择目标市场的模式

模式	市场特点	产品特点	特点
单一市场集中	一个顾客群	一种产品	能取得特定市场的优势；风险较大；小企业多采用
产品专门化	向各个顾客群同时供应	一种产品	在特殊的产品上创造特殊的声誉；消费者偏好发生转移，企业受到威胁
市场专门化	向同一顾客群提供	不同性能的同类产品	企业获得良好的声誉，成为其他产品进入市场的总代理
选择性专门化	向不同的顾客群提供	不同性能的产品	较好的分散风险
完全市场覆盖	向所有顾客群提供	性能不同的系列产品	实力雄厚的大企业采用

三、选择目标市场的策略

目标市场策略	含义	优点	缺点
无差异市场营销策略	企业把产品的整体市场作为自己的目标市场，用单一的营销策略开拓市场	大批量的生产和经营，有利于企业降低成本，取得规模效益；单一的营销组合，尤其是无差异的广告宣传，可以节省促销费用；不对市场进行细分，可相应地减少企业市场调研、产品开发、制订各种营销组合方案等方面的营销投入	难以长期满足消费者多样的需求，不能适应瞬息万变的市场形式，应变能力差，易受到竞争企业的攻击
差异性市场营销策略	将整体市场划分为若干细分市场，企业选择两个或两个以上的细分市场作为目标市场，针对每个细分市场的特点。分别设计不同的产品，制订不同的营销方案	具有小批量、多品种，生产机动灵活、针对性强，能更好地满足消费者需求的优点，且经营风险减少，企业一旦在几个细分市场上获得成功，有助于提高企业形象及市场占有率	该策略增加了经营成本，具有企业资源不能有效集中，甚至出现内部争夺资源，拳头产品难以形成优势的不足
集中性市场营销策略	企业将整体市场细分后，集中力量进入一个细分市场，实行专门化生产和销售	企业集中有限资源，重点开发一个或几个细分市场，争取在局部市场上占有较大份额	市场区域相对较小，企业发展受到限制；潜伏着较大的经营风险

三、影响目标市场选择的因素

（1）企业实力；
（2）产品的自然属性；
（3）市场的差异性；
（4）产品生命周期；
（5）竞争对手状况。

经典例题分析

【例 1】下列口号中体现无差异营销观念的是（　　）。

A．初元：初元十八种营养，专为病人设计
B．通用汽车：为每一个钱包、目的和人格，分别生产一种汽车
C．20 世纪初福特汽车：不管消费者需要什么颜色的汽车，我们的汽车就是黑色的。
D．日本独立服装店：专为残疾人设计服装

【答案】C

【分析】本题考查的是对无差异营销观念的理解，不管消费者需要什么颜色的汽车，我们的汽车就是黑色的，说明企业用一种产品和一套营销方案面向所有的消费者，本题应该选择答案 C。

【例 2】企业在具备以下条件时，可以选择差异性营销（　　）。

A．企业实力弱　　B．市场消费者对该产品需求差异大
C．产品处在投入期　　D．产品同质

【答案】B

【分析】本题考查的是对影响目标市场策略选择的因素的理解。实力弱的企业适合集中性营销策略；同质产品和处于投入期的产品适合无差异市场营销，所以选择答案 B。

【例 3】某牙膏厂在市场细分的基础上，生产了适合老年人口味的清爽型牙膏和适合青年人口味的洁齿美容型牙膏，最近又为儿童们开发出防龋齿牙膏。其细分标准和目标市场策略分别是（　　）。

A．人口细分　差异性营销策略　　B．行为细分　差异性营销策略
C．人口细分　集中性营销策略　　D．心理细分　集中性市场策略

【分析】按年龄细分为人口细分，针对不同的细分市场推出不同的产品，采取的是差异性营销策略，该题选择答案 A。

【例 4】在美国纽约有一个名为“被遗忘的女人”的大尺码高级时装店，专门销售身材高矮胖瘦不成比例的女士们的特种服装。此时装店的目标市场营销战略是（　　）。

A．无差异营销　B．差异营销　C．集中营销　D．大量营销

【答案】C

【分析】本题是对选择目标市场的策略的考察，只选择大尺码作为唯一的市场，集中企业的有限资源，对这个市场进行重点开发，该时装店只符合集中性市场策略的特点。所以，本

题应该选择答案C。

能力训练与提升

一、选择题

1．企业可获得良好的声誉，成为其他产品要打入市场的总代理，如果顾客群体的采购量下降，会发生销量大量下降的风险。这种模式是（　　）。

A．单一市场集中　　B．产品专门化
C．市场专门化　　D．完全市场覆盖

2．企业向不同的顾客群只供应一种产品，这种模式是（　　）。

A．单一市场集中　　B．产品专门化
C．市场专门化　　D．完全市场覆盖

3．一般实力雄厚的大企业会采用（　　）。

A．单一市场集中　　B．产品专门化
C．市场专门化　　D．完全市场覆盖

4．小企业通常采用的目标市场的模式是（　　）。

A．单一市场集中　　B．产品专门化
C．市场专门化　　D．完全市场覆盖

5．采用这种模式能较好地分散公司经营风险，即使某个细分市场失去了吸引力，公司仍可在其他市场子市场上获取利润。这种模式是（　　）。

A．单一市场集中　　B．产品专门化
C．市场专门化　　D．选择性专门化

6．企业只生产一种产品供应一个顾客群，以取得某一特定市场上的优势。这种模式是（　　）。

A．单一市场集中　　B．产品专门化
C．市场专门化　　D．完全市场覆盖

7．某家电企业向工薪阶层供应高中低三个档次的产品，这种目标市场的模式是（　　）。

A．单一市场集中　　B．产品专门化
C．市场专门化　　D．选择性专门化

8．通用汽车公司为“每一个钱包、人格和目的的人”，生产不同的汽车，这种目标市场模式是（　　）。

A．单一市场集中　　B．产品专门化
C．市场专门化　　D．选择性专门化

9．如有替代品出现或消费者的偏好发生转移，企业会受到威胁的模式是（　　）。

A．单一市场集中　　B．产品专门化
C．市场专门化　　D．完全市场覆盖

10．面对整个市场的目标市场营销战略是（　　）。

A．无差异营销　　B．差异性营销

C．集中性营销　　D．市场渗透策略

11．某企业只生产高档手机供应给高收入群体的消费者，这种模式是（　　）。

A．单一市场集中　　B．产品专门化

C．市场专门化　　D．完全市场覆盖

12．企业人力、物力、财力雄厚，管理水平高时，可以考虑采用（　　）。

A．差异性营销　　B．大量市场营销

C．集中性营销　　D．无差异营销

13．当产品进入寿命周期的成长后期和成熟期以后，则应采用（　　）。

A．无差异营销　　B．大量市场营销

C．差异性营销　　D．集中性营销

14．产品在性能、特点等方面没有差异性或差异性很小，采用的策略是（　　）。

A．大量市场营销　　B．无差异营销

C．差异性营销　　D．集中性营销

15．企业在具备以下条件时，可以选择无差异营销（　　）。

A．生产产品的市场需求差异小　　B．产品同质性强

C．市场严重供不应求　　D．拥有生产该产品的专利或秘方

16．服装、鞋帽、汽车、家用电器等产品，该类产品宜采用（　　）。

A．大量市场营销　　B．差异性营销

C．无差异营销　　D．集中性营销

17．企业在具备以下条件时，可以选择集中性营销（　　）。

A．企业实力不强，资源有限　　B．在某一市场具有相对优势

C．产品在某一市场有广泛需求　　D．产品处在投入期

18．企业在具备以下条件时，可以选择差异性营销（　　）。

A．产品质量以及市场消费者对该产品需求差异大

B．企业实力雄厚，市场综合能力强

C．产品处在成熟期

D．产品处在投入期

19．麦当劳集中力量开拓快餐市场，占有了较大市场份额。这种目标市场营销策略的主要不足是（　　）。

A．细分市场范围小　　B．潜伏的风险大

C．企业资源有限　　D．成本费用高

20．下列对市场定位描述错误的有（　　）。

A．市场定位是为了塑造本企业产品独特的市场形象

B．市场定位必须了解竞争者的产品具有的特征

C．市场定位要了解消费者对该产品各种属性的重视程度

D．市场定位是确定企业的目标市场

二．简答题

1．一个细分市场要能成为企业的目标市场，必须具备哪些条件？

2．影响目标市场策略选择的因素是什么？

考情回眸

1．（2011 年考题）采用下列（　　）目标市场模式，可以使企业获得良好的声誉，成为其他产品打入市场的总代理。

A．单一市场集中　　B．产品专门化

C．市场专门化　　D．选择性专门化

【答案】C

【分析】本题考查的是企业占领目标市场的模式。市场专门化顾客群供应各种产品，满足各种不同需求，能使企业获得良好声誉，成为其他产品打入市场的总代理。所以本题的答案应选择 C。

2．（2012 年考题）宝洁公司进入中国市场后推出了牙膏、洗衣粉、香皂、洗发用品等多种产品，其中仅洗发水用品就拥有“飘柔”“潘婷”“海飞丝”等多个品牌，宝洁公司选择目标市场的策略是（　　）。

A．无差别市场营销策略　　B．单一性市场营销策略

C．差异性市场营销策略　　D．集中向市场营销策略

【答案】C

【分析】本题考查的是考生对目标市场策略的理解应用。目标市场策略包括无差异、差异性、集中性营销策略三种。宝洁公司针对顾客的需求推出了各种产品，结合目标市场策略的含义和特点，符合差异性目标市场策略的特点。

3．（2013 年考题）某企业有选择地进入几个细分市场，向各个不同的顾客群分别供应不同的产品。该企业选择的目标市场模式是（　　）。

A．单一市场集中　　B．市场专门化

C．选择性专门化　　D．完全市场覆盖

【答案】C

【分析】选择性专门化，即企业有选择地进入几个细分市场，向各个不同的顾客群分别供应不同的产品。采用该策略可以较好地分散公司的经营风险，即使某个细分市场失去了吸引

力，公司仍可继续在其他子市场上获取利润。

4.（2014 年考题）德国有一家左撇子工具店，专门销售左撇子劳动用的左手工具，深受当地人的喜欢。该工具店实行的目标市场策略是（　　）。

A．无差异市场营销策略　　B．差异性市场营销策略

C．集中性市场营销策略　　D．密集性市场营销策略

【答案】C

【分析】集中性营销策略是企业将整体市场细分后，集中力量进入一个细分市场（或对该子市场进一步细分后的几个更小的市场部分），实行专业化生产和销售。实行这一策略，企业不是把资源分散到广大市场上，而是集中企业的有限资源，重点开发一个或几个细分市场，争取在局部市场上占有较大份额。

5.（2015 年考题）天健鞋业生产运动鞋、皮鞋、休闲鞋等各种鞋，每种鞋都面向所有顾客群体销售。该目标市场规模是（　　）

A．产品专门化　　B．市场专门化

C．选择性专门化　　D．完全市场覆盖

【答案】D

【分析】完全市场覆盖即企业用各种产品满足所有顾客群体的需求，本题中每款鞋都面向全体消费者，故而选 D。

6.（2012 年考题）企业在进行市场细分后，可以采用的目标市场模式有哪几种？

【答案】

（1）单一市场集中；

（2）产品专门化；

（3）市场专门化；

（4）选择性专门化；

（5）完全市场覆盖。

7.（2015 年考题）宝洁公司针对不同发质的消费者分别生产和销售不同类型的洗发水。该公司采取的差异性目标市场策略有哪些优点？

【答案】

（1）小批量、多品种，

（2）生产机动灵活、针对性强；

（3）可使消费者需求更好地得到满足；

（4）由于企业在多个细分市场上经营，一定程度上可以减少经营风险；

（5）一旦企业在几个细分市场上获得成功，有助于提高企业的形象及市场占有率。

8.（2011 年考题）在上世纪 60 年代末，米勒啤酒公司在美国啤酒业排名第八，市场份额仅为 8%，与百威、蓝带等知名品牌相距甚远。为了改变这种状况，米勒公司决定采取积极进攻的市场战略。他们首先进行了市场调查，并将啤酒市场细分为轻度饮用者和重度饮用者两个子市场，而轻度饮用者人数虽多，但饮用量却只有重度饮用者的八分之一。他们还发现，重度饮用者有着以下特征：多是蓝领阶层；每天看电视三个小时以上；爱好体育运动。米勒公司决定把重度饮用者作为目标市场，并果断决定从广告宣传开始对米勒的“海雷夫”牌啤

酒进行重新定位。结果，“海雷夫”牌啤酒的重新定位战略取得了很大的成功。

根据以上内容回答下列问题：

（1）米勒啤酒公司市场细分的标准是什么？

（2）“海雷夫”牌啤酒采取了哪种目标市场策略？该策略有哪些缺点？

（3）一般来说，企业选择目标市场的条件有哪些？

（4）一般在哪些情况下企业应考虑重新定位？

【答案】

（1）米勒啤酒公司市场细分的标准是：行为细分。

（2）集中性市场销售策略。

缺点：① 市场区域相对较小，企业发展受到限制；

② 潜伏着较大的经营风险。

（3）企业选择目标市场的条件有：

① 拥有一定的购买力，有足够的销售量及营业额；

② 有较理想的尚未满足的消费需要，有充分发展的潜在购买力，以作为企业市场营销发展的方向；

③ 市场竞争还不激烈，竞争对手未能控制市场，有可能乘势开拓市场，并占有一定的市场份额，在市场竞争中取胜；

④ 该市场符合企业的资源条件，企业有能力开拓该市场。

（4）下列情况应考虑重新定位：

① 竞争者推出的新产品定位于本企业产品附近，侵占了本企业产品的部分市场，使本企业产品的市场占有率下降；

② 消费者的需求或偏好发生的变化，使本企业产品销售量骤减。

第三部分　市场定位策略

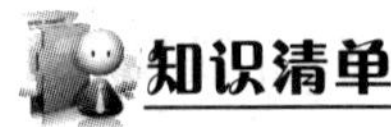

知识清单

一、市场定位的方式

（1）属性和利益定位；

（2）用途定位法；

（3）使用者定位法；

（4）竞争定位法；

（5）档次定位法；

（6）特色定位法。

二、市场定位的步骤

（1）分析目标市场的现状，确认本企业潜在的竞争优势；

（2）准确选择竞争优势，对目标市场初步定位；

（3）显示独特的竞争优势和重新定位。重新定位的情况：

一是竞争者推出的新产品定位于本企业产品附近，侵占了本企业产品的部分市场，使本企业产品的市场占有率下降；

二是消费者的需求或偏好发生了变化，使本企业产品销售量骤减。

三、市场定位的策略

（1）避强定位策略；

（2）迎头定位策略；

（3）重新定位策略。

经典例题分析

【例 1】迪斯尼乐园可以宣称自己是世界上最大的主题游乐场，来间接地暗示消费者从中可享受到最多的娱乐。这种定位方式是（　　）。

A．根据产品属性和利益定位　　B．根据产品用途定位

C．根据使用者定位　　D．根据产品特色定位

【答案】A

【分析】本题考查学生对市场定位方式的理解。属性和利益定位法是指根据需要满足的需求或所提供的利益来定位。这里的利益包括顾客购买产品时追求的利益和购买企业产品时能获得的附加利益。所以，该题选择答案 A。

【例 2】下列对市场定位描述错误的有（　　）。

A．市场定位是为了塑造本企业产品独特的市场形象

B．市场定必须了解竞争者的产品具有的特征

C．市场定位要了解消费者对该产品各种属性的重视程度

D．市场定位是确定企业的目标市场

【答案】D

【分析】本题考查学生对市场定位的理解。市场定位是通过为自己的产品创立鲜明的个性，从而塑造出独特的市场形象来实现的，市场定位不是确定企业的目标市场，而是确定产品的个性，所以选择答案 D。

能力训练与提升

一、选择题

1.“金嗓子喉宝”专门用来保护嗓子，以上的竞争方式是（　　）。

A．用途定位　　B．属性定位　　C．使用者定位　　D．竞争定位

2.“海澜之家，男人的衣柜”，定位方式是（　　）。

A．用途定位　　B．属性定位　　C．使用者定位　　D．竞争定位

3.“七喜”将自己定位为“非可乐”饮料，定位方式是（　　）。

A．用途定位　　B．属性定位　　C．使用者定位　　D．竞争定位

4．丰田汽车“经济可靠”、沃尔沃汽车“耐用”、奔驰汽车“高贵”，以上的定位方式是

A．用途定位　　B．属性定位　　C．使用者定位　　D．竞争定位

5．“劳力士”手表价格高达几万元甚至十几万万，是众多手表中的至尊。它的定位方式是（　　）。

A．用途定位　　B．属性定位　　C．档次定位法　　D．竞争定位

6．风险小，成功率高，被多数企业采用的定位策略是（　　）。

A．避强定位　　B．迎头定位　　C．重新定位　　D．空白定位

7．百事可乐与可口可乐的定位策略是（　　）。

A．避强定位　　B．迎头定位　　C．重新定位　　D．空白定位

8．万宝路香烟刚刚投放市场时，以女性为目标市场，但销路平平，后来定位为男子汉香烟，打开了销路。定位策略是（　　）。

A．避强定位　　B．迎头定位　　C．重新定位　　D．空白定位

9．“1000 次碰撞，精工表依然精确无比”，该定位是通过（　　）表现出来的。

A．属性和利益　　B．用途定位　　C．竞争定位法　　D．档次定位

10．金帝巧克力与德芙巧克力的市场定位策略是（　　）。

A．避强定位　　B．迎头定位　　C．重新定位　　D．二次定位

二、简答题

企业市场定位分哪几步完成？

考情回眸

1．（2010 年考题）企业选择了目标市场后，首先要在目标市场上进行产品的市场定位。下列符合市场定位策略的是（　　）。

A．避强定位是一种迎着强有力的竞争对手“对着干”的市场定位

B．迎头定位是一种在与市场上占据支配地位的竞争对手“对着干”的定位方式

C．重新定位是指对销路少、市场反应强烈的产品的二次定位

D．寻找市场定位是寻找为许多消费者所重视的和被占领市场的定位

【答案】B

【分析】迎头定位是一种在与市场上占据支配地位的竞争对手“对着干”的定位方式，所以 A 是错误的，B 是正确的。重新定位是指对销路少、市场反应差的产品的二次定位，所以

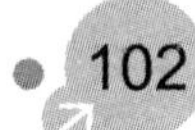

C 不正确。市场定位策略包括避强定位策略、迎头定位策略和重新定位策略，没有寻找市场定位策略，所以 D 不正确。

2.（2011 年考题）“七喜”将自己定位为“非可乐”饮料，从而成为软饮料的第三巨头，其采用的市场定位方式是（　　）。

A．竞争定位法　B．用途定位法　C．使用者定位法　D．档次定位法

【答案】A

【分析】该题考查的是考生对市场定位方式的理解。“七喜”将自己的产品定位为非可乐，在竞争位置上，不与可口可乐和百事可乐相抗衡。体现了自己的竞争策略。所以答案应选 A。

3.（2012 年考题）某糖果生产企业树立其产品“富含多种维生素”的市场形象，以区别于其他糖果产品，强调产品的差异化，赢得消费者的认同。以上企业行为是（　　）。

A．市场细分　B．市场定位　C．市场推广　D．市场开发

【答案】B

【分析】该题考查的是考生对市场定位含义的理解。市场细分是根据消费者的需求，把某一产品的整体市场划分为若干消费者群的过程，题干中没有体现。市场定位是通过为自己的产品创立鲜明的个性，从而塑造独特的市场形象来实现的。根据定义，可以判断糖果企业的行为是市场定位。

4.（2014 年考题）大众汽车“气派”，丰田汽车“经济可靠”，它们采取的市场定位方式是（　　）。

A．竞争定位法　B．用途定位法

C．使用者定位法　D．属性和利益定位法

【答案】D

【分析】根据需要满足的需求或所提供的利益来定位。这里的利益包括顾客购买产品时追求的利益和购买企业产品时能获得的附加利益，产品本身的属性及消费者获得的利益能使人们体会到它的定位，如大众汽车“气派”，丰田汽车“经济可靠”，沃尔沃汽车“耐用”，奔驰汽车“高贵、王者、显赫、至尊”。

5.（2015 年考题）某手机生产商将其产品定位于成功人士。该市场定位方式是（　　）。

A．使用者定位法　B．特色定位法

C．属性和利益定位法　D．竞争定位法

【答案】A

【分析】根据使用者的类型来定位。企业常常试图把某类产品指引给适当的使用者，即某个细分市场，以便根据该细分市场的看法塑造恰当的形象。该手机定位于成功人士，因此选 A。

6.（2014 年考题）企业在选择目标市场策略时，必须全面考虑各种因素，权衡得失，做出正确的选择。一般企业在选择目标市场策略时需要考虑的因素有哪些？

【答案】一般企业在选择目标市场策略时需要考虑的因素有：

①企业的实力；②产品的自然属性；③市场的差异性；④产品生命周期；⑤竞争对手状况。

7.（2013 年考题）我国消费品市场发展迅速，高端消费人群大量涌现。他们对食品的需求，更多的体现出个人生活品质、价值和品味。然而中国的高端奶产品依然是市场空白，中

国牛奶产业大部分都是中低端的产品。低端奶市场竞争越来越激烈，价格透明化，利润降低，整个牛奶市场平均利润率在5%左右，低档牛奶产品仅有2%～3%的利润，而高端奶产品利润率可达30%。在这种局面下，蒙牛推出高端奶制品——特仑苏，率先进入到高端奶制品的蓝海市场。

特仑苏充分利用产地优势、奶牛品种优势，选用优质牧草和世界先进的智能化挤奶设备，在生产加工环节中，采取高标准的检测，层层把控，最大程度地保证了特仑苏的产品品质，保证了特仑苏牛奶成为不可撼动的行业领军者。在品牌名称的命名上，特仑苏在蒙语当中是“金牌牛奶”的意思，也是英文Deluxe在蒙语中的发音，Deluxe有豪华、顶级的意思。特仑苏在高端产品品质的基础上，极力塑造一种高端的品牌文化，它致力于树立“金牌牛奶，特仑苏人生”的品牌文化和主张，使特仑苏成为高品质生活的一个象征元素。

根据以上内容回答下列问题：

（1）蒙牛公司通过塑造特仑苏独特的市场形象来进行市场定位，那么一个公司进行市场定位的方式有哪些？

（2）市场定位的关键是什么？进行市场定位的全过程可以通过哪几个步骤来完成？

【答案】（1）市场定位的方式：

① 属性和利益定位法；

② 用途定位法；

③ 使用者定位法；

④ 竞争定位法；

⑤ 档次定位法；

⑥ 特色定位法。

（2）市场定位的关键是企业要设法在自己的产品上找出比竞争者更具有竞争优势的特性。

市场定位的步骤是：

① 分析目标市场的现状，确认本企业潜在的竞争优势

② 显示独特的竞争优势和重新定位

③ 准确选择竞争优势，对目标市场初步定位

第四章

选择产品组合

考纲要求

1. 了解产品整体概念。
2. 理解产品组合要素。
3. 掌握企业产品组合策略。
4. 了解产品生命周期的含义。
5. 掌握产品生命周期各阶段的特点及营销策略。
6. 理解延长产品生命周期的措施。
7. 了解新产品的种类。
8. 掌握开发新产品的程序。

第一部分　制定产品组合策略

知识清单

一、认识产品的整体

1. 核心产品

实质产品，向顾客提供的产品的基本效用和利益，构成产品最本质的核心部分。

2. 有形产品

（1）有形产品是核心产品借以实现的形式或目标市场对某种需求的特点满足形式。

（2）五个标志：包装、品质、式样、特征和品牌。

3. 附加产品

附加产品也叫扩展产品，指顾客购买产品时所能得到的附加服务和附加利益的总和。附加产品包括运送、安装、保证和维修等售后服务。

二、产品组合要素

1. 产品线

产品线又称产品系列，是具有相同的使用功能，而规格型号不同的一组类似的产品项目，即产品线是由若干个产品项目组成的。

2. 产品项目

产品项目指产品中不同型号、不同规格、不同款式外观的具体产品。产品项目是产品等级系列中的最小构成单位。

3. 产品线宽度

产品线宽度是指企业经营的产品线的多少，产品线越多，说明宽度越宽，反之则越窄。

4. 产品线深度

产品线深度是指一个企业经营的产品大类中每种产品有多少花色、品种或规格，即一个产品线中所含产品项目的多少。

5. 关联度

关联度是指产品在最终用途、生产技术、分销渠道等方面密切相关的程度。

6. 意义

（1）企业可以通过产品线、产品项目、产品线宽度、产品线深度和关联度等因素的变化来扩充企业的业务，制定更好的产品组合决策。

（2）扩大产品线宽度有利于企业扩展经营领域，并分散企业的投资风险；

（3）增加产品线的深度，可以使产品线更加丰富、全面；

（4）加强产品线的关联度可以增强企业在整个市场中的竞争优势，赢得良好的声誉。

三、企业产品组合策略

1. 扩大产品组合策略

着眼于向任何顾客提供所需要的一切产品，包括拓宽产品组合的宽度和加深产品组合的深度。

（1）优点。

① 可以使企业充分利用生产设备、技术、人力、物力、品牌和销售渠道等。

② 通过开辟新的产品线，增加新的产品项目，有助于企业规避风险，提高市场占有率，增强企业的市场竞争能力。

（2）注意问题。

① 产品线上增加的产品要有明显的区别，防止新旧产品的过度竞争；

② 注意增加产品是为了满足市场需求，而不仅仅是企业定位的需要。

2. 缩减产品组合

在市场不景气的时候，特别是原料和能源供应紧张时，企业为了获得最大利益，从产品

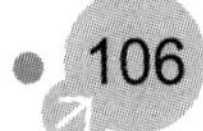

组合中剔除那些获利小的产品线或产品组合。

优点：

① 可以使企业避免战线过长造成的精力分散，有利于企业集中精力发挥和提高专业技术水平，使企业生产经营专业化，赢得某一特点市场的利益和信誉。

② 有利于企业节约原材料、降低成本，减少资源占用、加速资金周转。

3．产品线延伸策略

策略	含义	原因	特点
向下延伸	原来定位于高档市场的产品线向下延伸，增加低档产品项目	一是利用高档品牌的声誉，吸引购买力水平较低的顾客慕名购买产品线中低档廉价商品。 二是高档产品销售增长缓慢，市场范围有限，资源设备不能得到有效利用。 三是补充产品线的空白，进一步扩展市场	能占领更多的市场份额，短期内获得较大效益，但影响高档产品的形象和声誉。应辅以相应的营销手段
向上延伸	定位于低档产品的企业，在原来的产品线中增加高档产品	一是高档产品市场具有较大的潜在增长率和较高利润率的吸引； 二是企业实力增强，可发展各档产品俱全的产品生产线，对产品进行重新定位	可以提高企业整体形象和产品形象。企业要承担一定的风险
双向延伸	定位于中档产品的企业决定向产品线的上下两个方面延伸	可以使企业称为该类产品市场上的领导力量	

经典例题分析

【例 1】产品线四要素不包括（　　）。

A．产品项目　　B．产品线　　C．产品线宽度　　D．关联度

【答案】B

【分析】本题考查的是学生对产品组合的要素的理解。产品线四要求包括产品线、产品项目、产品线的宽度、产品线深度、产品线相容度，不包括产品线。

【例 2】“迪斯尼乐园的产品不是米老鼠、唐老鸭，而是快乐”，这突出的产品层次是（　　）。

A．核心产品　　B．有形产品　　C．附加产品　　D．无形产品

【答案】A

【分析】本题考查的是学生对产品整体概念三个层次的灵活运用。核心产品是向顾客提供的产品的基本效用和利益。是构成产品的最本质的核心部分，是顾客要真正购买的东西。快乐才是顾客去迪斯尼乐园真正购买的东西。

【例 3】某知名汽车公司用它汽车的品牌推出了摩托车、助动车、滑雪车、割草机、海上发动机和雪摩托，该公司推出这些产品时通常采用的策略（　　）。

A．增加产品项目　　B．扩大产品线宽度

C．增加产品线深度　　　　　　　　D．加强产品线相容度

【答案】B

【分析】本题考查的是扩大产品组合策略。扩大产品组合着眼向顾客提供所需要的一切产品。它包括拓宽产品线的宽度和加深产品线的深度。该汽车公司的策略属于拓宽产品线的宽度。

能力训练与提升

一、选择题

1．下列属于附加产品的是（　　）。

A．勤隆家电为购买产品的顾客提供免费送货服务

B．中秋节将至，各大超市纷纷推出系列月饼

C．车展时，各大经销商推出价格优惠活动

D．针对学生消费群体，联想、神州等笔记本都推出了学生上网本

2．在竞争日益激烈的市场环境中，（　　）已成为企业竞争的重要营销手段。

A．核心产品　　B．有形产品　　C．产品品牌　　D．附加产品

3．（　　）是市场营销中最重要的，也是最基本的要素。

A．细分市场　　B．产品　　C．价格　　D．品牌

4．下列不属于产品组合的要素的是（　　）。

A．产品线　　B．产品线宽度　　C．产品线深度　　D．关联度

5．（　　）是指企业原来定位于高档市场的产品线向下延伸，增加低挡产品项目。

A．向下延伸　　B．向上延伸　　C．两端延伸　　D．双向延伸

6．（　　）是指个产品在最终用途、生产技术、分销渠道等方面密切相关的程度。

A．产品项目　　B．产品线宽度　　C．产品线深度　　D．关联度

7．供给市场能够满足人们需要的实体或服务称为（　　）。

A．产品　　B．服务　　C．产品整体概念　　D．营销产品

8．成功的（　　）往往可使企业成长为该类产品市场上的领导力量。

A．向下延伸　　B．向上延伸　　C．两端延伸　　D．双向延伸

9．在市场不景气的时候，特别是原料和能源供应紧张时，采用的策略是（　　）。

A．扩大产品组合　B．缩减产品组合　　C．产品线延伸　　D．产品线现代化

10．高档产品销售增长缓慢，且市场范围有限，资源设备不能得到充分利用时，采用的策略是（　　）。

A．向下延伸　　B．向上延伸　　C．双向延伸　　D．产品线现代化

11．（　　）是由若干个产品项目组成的。

A．产品项目　　B．产品线　　C．产品线宽度　　D．产品线深度

12．能提高企业的整体形象和产品形象，但要承担一定风险的策略是（　　）。

A．向下延伸　　B．向上延伸　　C．双向延伸　　D．产品线现代化

13．丰田公司不仅生产汽车，还生产预制房屋，经营房地产业务。这是该企业采用的是

（ ）。

A．扩大产品组合 B．缩减产品组合 C．产品线延伸 D．产品线现代化

14．构成产品的最本质的核心部分是（ ）。

A．核心产品 B．有形产品 C．附加产品 D．整体产品

15．可以提高企业整体形象和产品形象，但顾客可能会对高档产品产生质疑的延伸策略的是（ ）。

A．向上延伸 B．向下延伸 C．双向延伸 D．缩减产品组合策略

16．能够占领更多的市场份额，但会用影响高档产品的形象和声誉的是（ ）。

A．向上延伸 B．向下延伸 C．双向延伸 D．缩减产品组合策略

17．核心产品借以实现的形式或目标市场对某种需求的特定满足形式是（ ）。

A．核心产品 B．有形产品 C．附加产品 D．整体产品

二、综合分析题

宝洁公司是一家生产日用消费品的公司，如洗衣粉、洗发水、肥皂、牙膏等。宝洁决心将对吉列（生产剃须刀、刀片的企业）公司以570亿美元的价格进行收购。

根据以上材料回答问题：

1．宝洁公司采用的产品组合策略是什么？

2．这种策略的优点是什么？

考情回眸

1．（2011年考题）某电视机厂在对消费者购买本企业产品的原因进行调查时，发现消费者看重的是本企业电视机的品质，这种品质属于产品整体概念的（ ）。

A．核心产品 B．有形产品 C．附加产品 D．产品项目

【答案】B

【分析】本题考查的产品的整体概念。核心产品是向顾客提供的产品的基本效用和利益；有形产品是核心产品借以实现的形式或目标市场对某种需求的特定满足形式。包括五个标志：包装、品质、式样、特征和品牌。消费者重视电视的品质，属于产品整体概念的有形产品。

2．（2012年考题）电暖气能够满足消费者取暖的需要，这是电暖气产品整体概念中的（ ）。

A．核心产品 B．有形产品 C．附加产品 D．扩展产品

【答案】A

【分析】电暖气满足人们取暖的需要，说明了产品带给消费者的基本效用和利益，所以，这是产品整体概念中的核心产品。

3．（2012年考题）中国一汽集团的红旗系列产品计划向高端豪华车型转化升级，将在未

来五年内投放两款 SUV，一款商务车和一款中型礼宾客车，以满足客户对于红旗高端车的需求，这属于产品延伸策略中的（　　）。

A．向下延伸　　B．向上延伸　　C．水平延伸　　D．双向延伸

【答案】B

【分析】产品线向上延伸是指原来定位于低档产品市场的企业，在原来的产品线内增加高档产品项目，使企业进入高档产品的市场。一汽集团向高端豪华型转化升级，满足客户对于红旗高端车的需求，符合向上延伸的策略。向下延伸是定位于高档市场的产品线向下延伸，增加低档产品项目。双向延伸是企业向产品线的上下两个方面延伸。

4.（2013 年考题）CJ 公司主要生产三大类产品：清洁剂、香皂和纸巾。清洁剂有 4 大品牌，香皂有 3 大品牌，纸巾有 2 大品牌。CJ 公司的产品线宽度和总深度分别是（　　）。

A．2 和 4　　B．9 和 3　　C．3 和 4　　D．3 和 9

【答案】D

【分析】CJ 公司主要生产三大类产品：清洁剂、香皂和纸巾。这是宽度。总深度=4+3+2=9。

5.（2014 年考题）某高档品牌推出低档廉价产品，吸引购买力水平低的消费者慕名购买，占领了更多的市场份额，并在短期内获得了较大的效益。企业采取的是产品线延伸策略中的（　　）。

A．双向延伸形式　　B．单向延伸形式

C．向上延伸形式　　D．向下延伸形式

【答案】D

【分析】产品线向下延伸是定位于高档市场的产品线向下延伸，增加低档产品项目。企业采用这种延伸策略，其主要原因有三：一是利用高档品牌产品的声誉，吸引购买力水平较低的顾客慕名购买此产品线中低档廉价产品；二是高档产品销售增长缓慢，且市场范围有限，资源设备不能得到充分利用，不能为企业带来满意的利润，为赢得更多的顾客，企业可以将产品线向下伸展；三是补充企业产品线的空白，进一步扩展市场。

6.（2015 年考题）千艺电影公司宣称：“我们经营娱乐”。该宣传口号体现了产品整体概念中的（　　）。

A．核心产品　　B．有形产品　　C．附加产品　　D．延伸产品

【答案】A

【分析】核心产品是指向顾客提供的产品的基本效用和利益，是构成产品最本质的核心部分，使顾客真正购买的东西。

7.（2015 年考题）海达公司起初仅生产豆浆机，随着企业实力的增强，产品线开始向电饭煲、电磁炉扩展。该公司采取了哪种产品组合策略？采取该策略会获得哪些好处？

【答案】（1）该公司采用了扩大产品组合策略。

（2）该策略的优点：

一是扩大产品组合可以使企业充分利用生产设备、技术、人力、物力、品牌和销售渠道等；

二是通过开辟新的产品线，增加新的产品项目，有助于企业规避风险；

三是提高市场占有率；

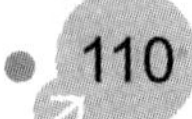

四是增强企业的市场竞争能力；

8.（2011 年考题）综合分析题

GL 公司是一家日用消费品企业，该公司对产品项目进行品牌化管理，为其产品组合中的每一个产品项目都提供一个不同的品牌。在 2008 年以前公司主要生产四大类产品：洗涤剂、牙膏、香皂和方便尿布。洗涤类中主要有 5 大品牌，牙膏类有 3 大品牌，香皂类有 4 大品牌，方便尿布类有 2 大品牌。

在 2008 年初公司对其产品组合进行了调整：首先，收购了几家纸巾生产企业，并把该类产品划归为四大品牌，分别为：手牵手、紫云、旗帜、乐夫；其次，公司开发了一种更高档的名为“贵族”的牙膏，该牙膏价格昂贵，每支 30 元，其具有许多难以模仿的针对性的功能。为了提高“贵族”牙膏的销售额，该公司通过销售返利的形式激励中间商大量进货，提高他们销售的积极性，取得了较好的销售效果。

根据以上内容回答下列问题：

（1）到 2008 年初，DL 公司的产品线宽度是多少？

（2）GL 公司采用了哪种产品线延伸策略？企业采用这种策略的主要原因有哪些？

【答案】

（1）GL 公司的产品线宽度是：5。

（2）GL 公司采用的是向上延伸策略。

企业采用这种策略的主要原因有：

① 高档产品市场具有较大的潜在成长率和较高利润率的吸引；

② 企业实力增强，可发展各档产品俱全的安全生产线，并重新对产品线定位。

第二部分 按生命周期阶段确定营销策略

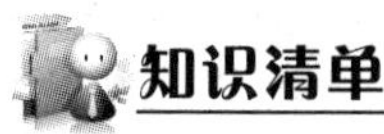

知识清单

一、理解产品生命周期

1. 产品生命周期含义

（1）产品从进入市场到最后被市场淘汰的过程被称为产品的生命周期。

（2）典型的生命周期分为四个阶段：投入期、成长期、成熟期、衰退期。

（3）从严格意义上来讲，它主要研究品种和品牌的生命周期，而不是产品种类的生命周期。因为产品种类的生命周期很长，绝大多数都能在市场上长期延续下去，没有必要分析其生命周期。产品的具体品种和品牌比较真实地反映了产品生命周期的历史。

2. 特殊的产品生命周期

（1）“循环——再循环”型。

（2）“成长——衰退——成熟”型。

（3）“扇贝”型。

（4）“热潮”型。

二、投入期的营销策略

1．投入期的特点

（1）产品刚刚上市销售，尚未被消费者所接受，销售量较少。

（2）消费者对新产品不了解和不熟悉，需要大量的促销活动，各种广告费用和其他营销费用开支较大；

（3）技术性能不稳定，次品率高，生产批量较小，因而产品生产成本较高；

（4）较高的成本和较低的收益使得利润较少，企业在财务上往往表现为亏损；

（5）竞争者少；

（6）企业销售的最终目标是那些迫切的购买者，通常为高收入阶层。

2．成长期的策略——短

①双高策略；②双低策略；③选择性渗透策略；④密集型渗透策略。

三、成长期的策略

1．成长期的特点

（1）产品销售量迅速增加；

（2）生产工艺及设备逐渐成熟配套，生产能力随之增加，产品大批量生产，单位产品成本显著下降；

（3）随着产量或销售量的迅速增加，企业转亏为盈，利润迅速上升；

（4）同行竞争者开始生产这类产品，竞争逐渐加剧，同类品、仿制品纷纷出现；

（5）这一时期的顾客多为早期采用者。

2．成长期的策略

成长期营销策略要突出“好”。

具体的营销策略有：

①规模策略；②形象策略；③服务策略；④降价策略。

四、成熟期的营销策略

1．成熟期的特点

（1）市场趋于饱和，销售量达到最高点。

（2）大批生产、成本低，利润达到最高点。

（3）很多同类产品进入市场，利润达到最高点。

（4）成熟的后期，销售额不再增长，甚至趋于下降，并且该产品已经基本普及，可能出现了性能更加的新产品，预示着衰退期将要来临。

（5）这一时期顾客一般为大众。

2．成熟期的策略——占

（1）市场改进策略；（2）产品改进策略；（3）市场营销组合策略。

五、衰退期的营销策略

1．衰退期的特点

（1）新产品开始进入市场，逐渐代替了老产品。
（2）除少数品牌产品外，大多数产品销量下降。
（3）市场竞争突出地表现为价格竞争，市场价格不断下降。
（4）这时期的顾客多为保守、忠诚的消费者。

2．衰退期的策略——转

①维持策略；②集中策略；③淘汰策略；④重振策略。

【附】产品生命周期不同阶段的特点、营销策略

	投入期	成长期	成熟期	衰退期
销售额	低	迅速上升	达到最大	下降
成本	高	下降	低	低
利润	负	上升	最高	下降
顾客	高收入、好奇者	早期采用者	大众	保守、忠诚者
竞争者	少	增加	最多并开始下降	减少
营销策略	双底策略	规模策略	市场改进策略	维持策略
	双高策略	形象策略	产品改进策略	集中策略
	选择性渗透策略	服务策略	市场营销组合改进策略	淘汰策略
	密集型渗透策略	降价策略		重振策略

六、延长产品生命周期的措施

（1）对产品进行再开发；
（2）开拓产品新市场；
（3）市场营销组合改革；
（4）最根本的办法在于产品的更新换代。

经典例题分析

【例 1】双低策略的优势是（　　）。

A．在短期内使产品迅速进入市场，尽快回收新产品的研发投资
B．在短期内赚取最大利润
C．在短期内迅速扩大市场份额
D．低成本逐渐侵占市场，实现更多的赢利

【答案】D

【分析】本题考查的是对双低策略的理解。双低策略是低成本逐渐侵占市场，实现更多的盈利。选项 A 是双高策略，选项 C 是选择性渗透策略，选项 D 是密集型渗透策略。

【例 2】销售额和利润最高的时期是（　　）。

A．投入期　　B．成长期　　C．成熟期　　D．衰退期

【答案】C

【分析】本题考查的是对产品生命周期的特点的理解。成熟期市场趋于饱和，销售量达到最高点，利润达到最高点。

【例 3】在衰退期，企业将人、财、物集中到最有力的细分市场和销售渠道上去，以缩小市场面，这种策略是（　　）

A．维持策略　　B．集中策略　　C．重振策略　　D．淘汰策略

【答案】B

【分析】本题考查的是对产品生命周期各阶段的策略的掌握情况。以上策略是产品生命周期衰退期的淘汰策略。

能力训练与提升

一、选择题

1．下列说法错误的是（　　）。

A．任何一个产品都有一个产生、发展到淘汰的过程。

B．在产品的投入期，企业销售量呈缓慢增长状态，利润较低，甚至会亏损。

C．在产品的成长期，企业产品的销售量和利润都会达到最高点。

D．更新开发新产品，把握新产品的入市时机，适时淘汰老产品，使企业的产品组合处于最优状态，才能在市场竞争中求得生存和发展。

2．（　　），这类产品一上市就能迅速吸引消费者的注意，随即疯狂接受，很快达到高潮并趋向衰退，往往生命周期很短。

A．“循环——再循环”型产品生命周期

B．“成长——衰退——成熟”型产品生命周期

C．“扇贝”型产品生命周期

D．“热潮”型产品生命周期

3．有些产品虽然符合消费者需求，但由于促销手段不足，消费者对其缺乏了解而销路不好，经过企业促销方案的改进，产生了第二个周期。这种特殊的生命周期是（　　）。

A．“循环——再循环”型产品生命周期

B．“成长——衰退——成熟”型产品生命周期

C．“扇贝”型产品生命周期

D．“热潮”型产品生命周期

4．（　　）适用于消费者熟悉该产品，对价格敏感，市场竞争激烈的产品。

A．双高策略　　B．双低策略

C．选择性渗透策略　　D．密集型渗透策略

5．延伸品牌的新产品采用（　　）。

A．双高策略　　B．双低策略

C．选择性渗透策略　　D．密集型渗透策略

6．（　　）可以在短期内使产品迅速进入市场，尽快回收新产品的研发投资。

A．双高策略　B．双低策略　C．选择性渗透策略 D．密集型渗透策略

7．在（　　），企业承担的风险最大。

A．投入期　B．成长期　C．成熟期　D．衰退期

8．（　　）是企业产品的黄金阶段。

A．投入期　B．成长期　C．成熟期　D．衰退期

9．（　　）是盈利最高的阶段。

A．投入期　B．成长期　C．成熟期　D．衰退期

10．（　　）是指产品已稳定地占领市场，进入畅销的阶段。

A．投入期　B．成长期　C．成熟期　D．衰退期

11．通过提高产品质量、扩大产品的使用功能及样式的改进，是产品呈多样化发展的趋势，从而满足消费者的不同需求，以维护产品的市场份额，这属于企业采取的（　　）。

A．规模策略　B．形象策略　C．产品改进策略　D．服务策略

12．（　　）的缺点是很容易被竞争者模仿。

A．市场营销组合改进策略　　B．市场改进策略

C．服务改进策略　　D．市场改进策略

13．对成熟产品进行改良，不包括的方式有（　　）。

A．质量改良　B．价格改良　C．形态改良　D．服务工作改良

14．宣传产品的性能、品牌，树立强有力的产品形象及在社会上的声誉，建立顾客品牌的偏好。这种策略是（　　）。

A．规模策略　B．形象策略　C．服务策略　D．降价策略

15．集中人力、物力、财力，迅速完善生产工艺、稳定产品质量，扩大批量生产的同时企业着手研究新的换代产品。这种策略是（　　）。

A．规模策略　B．形象策略　C．服务策略　D．降价策略

16．对市场上不需要的非盈利产品，有计划地撤出，引入新产品，以完成新老产品的接替，维护企业的市场竞争力，保证企业利润的持续增长，这是企业在产品的衰退期采取的（　　）。

A．维持策略　B．集中策略　C．淘汰策略　D．重振策略

17．在衰退期，积极改进改进产品的功能和特性，创造新的用途，开发新的市场，使产品进入新的循环。这种策略是（　　）。

A．维持策略　B．集中策略　C．淘汰策略　D．重振策略

18．在衰退期，对市场不需要的非盈利产品，有计划地撤出，引入新产品，完成新老产品的接替，维护企业的市场竞争力。这种策略是（　　）。

A．维持策略　B．集中策略　C．淘汰策略　D．重振策略

19．延长产品生命周期最根本的办法是（　　）。

A．对产品进行再开发　　B．开拓产品新市场
C．市场营销组合改革　　D．产品的更新换代

二、简答题

简述投入期的特点。

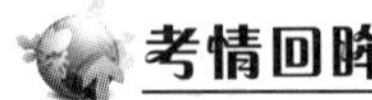

考情回眸

1.（2010 年考题）延长产品生命周期的途径有哪些？

【答案】

（1）对产品进行再开发

（2）开拓产品新市场

（3）市场营销组合改革

（4）最根本的办法在于产品的更新换代

2.（2011 年考题）某产品进入衰退期后，该企业缩小其市场面，同时降低促销费用，精简推销人员，以增加眼前利益，该企业所采取的策略是（　　）。

A．集中策略　　B．淘汰策略　　C．重振策略　　D．维持策略

【答案】A

【分析】本题考查的是对产品生命周期策略的掌握。这是产品生命周期策略的集中策略。

3.（2012 年考题）当产品的生命周期进入到成熟期的时候，企业采用的主要营销策略是（　　）。

A．牢牢占领市场，不断改进　　B．抓住市场机会，迅速扩大生产能力
C．短期内迅速进入、占领市场　　D．有计划、有步骤的主动撤出

【答案】A

【分析】本题考查的是成熟期的营销策略。抓住市场机会，迅速扩大市场能力是成长期的策略；短期内迅速进入、占领市场是投入期的策略；有计划、有步骤地主动撤出是衰退期的策略。

4.（2013 年考题）企业把促销规模降到最低程度，但仍保持某些营业推广措施，用少量广告保持顾客记忆。这种促销组合主要针对的是产品生命周期的（　　）一个阶段。

A．衰退期　　B．成熟期　　C．成长期　　D．投入期

【答案】A

【分析】衰退期是指产品经过成熟期的缓慢下跌，销售额和利润额开始急剧下降。此时就可以认为进入了产品的衰退期，即产品在市场上逐步被淘汰的时期。通常应有计划、有步骤地主动

撤退，把剩余的生产能力转移到发展新产品上去。因此，这个阶段应突出一个“转”字。

5.（2013 年考题）延长产品生命周期的长度，与企业能否收回投资，获得良好的经济效益密切相关。延长产品生命周期最根本的办法是（　　）。

A．对产品进行再开发　　B．产品的更新换代

C．市场营销组合改革　　D．开拓产品新市场

【答案】B

【分析】延长产品生命周期最根本的措施是使产品不断实现升级换代，有计划、有步骤地进行产品开发和储备，使新旧产品能在市场上顺利衔接，延长产品的生命周期。

6.（2014 年考题）当产品的生命周期进入到成长期的时候，企业应该（　　）。

A．牢牢占领市场，并设法延长该期间

B．抓住市场机会，迅速扩大生产能力，以取得最大的经济效益

C．在短期内迅速进入和占领市场，打开局面

D．把剩余的生产能力转移到新产品的发展上去

【答案】B

【分析】这一阶段是企业产品的黄金阶段，营销策略要突出一个“好”字，尽可能地延长产品的成长期，保持较快的销售增长率，抓住市场机会，迅速扩大生产能力，以取得最大的经济效益。这一阶段采取的具体策略主要有以下 4 种：①规模策略；②形象策略；③服务策略；④降价策略。

7.（2015 年考题）在投入期的营销策略中，优势是以低成本逐渐侵占市场，实现更多赢利的策略是（　　）。

A．双高策略　　B．双低策略

C．选择性渗透策略　　D．密集性渗透策略

【答案】A

【分析】低成本以低价格配合低促销费用努力进入市场，优势是低成本逐渐侵占市场，实现更多盈利。本题答案为 A。

8.（2013 年考题）简答题：典型的产品生命周期包括四个阶段，产品进入成熟期后主要有哪些特点？

【答案】

（1）市场趋于饱和，销售量达到最高点。

（2）大批生产，成本低，利润达到最高点。

（3）很多同类产品进入市场，市场竞争十分激烈。

（4）成熟的后期，销售额已不再增长，甚至趋于下降，并且该产品已经基本普及，可能出现了性能更佳的新产品，预示着衰退期将要来临。

（5）这一时期顾客一般为大众。

9.（2012 年考题）在 2012 年北京国际车展召开前夕，《节能与新能源汽车产业发展规划（2012—2020 年）》正式通过，规划指出，要以纯电驱动为汽车工业转型的主要战略取向。本届车展上自主品牌展台上的新能源展品，很好地切合规划中的纯电驱动战略取向，展台上有的自主品牌的纯电动车、增程式电动车、插电式混合动力车已经或即将走入市场。

在本次北京国际车展上，吉利、北汽、比亚迪、长安等汽车生产商集中展示了自主品牌在纯电驱动方面的创新成果。根据跨国巨头和自主品牌厂家公布的投放计划，2013年有望成为电动车密集上市的高峰期。届时，展台上的“数据 PK”将转化为市场上真刀实枪的竞争，自主品牌应当抓住新能源时代的契机，把好质量关，在新能源品牌形象上加速超越。

根据以上内容回答问题：

（1）当前新能源汽车在产品生命周期中处于哪个阶段？在此阶段新能源汽车的生产企业可以采取哪些营销策略？

（2）按照新产品开发的程序，在新产品试销和上市之前，新产品开发应经过哪几个阶段？

【答案】

（1）当前新能源汽车处于投入期。采取的策略有：

① 双高策略；

② 双低策略；

③ 选择性渗透策略；

④ 密集型渗透策略。

（2）新产品构思；新产品筛选；新产品概念的形成与测试；新产品市场分析； 新产品研制。

【分析】本题考查的是对产品生命周期阶段的灵活运用。根据发展规划可以看出，新能源汽车的开发尚处于投入期。

10.（2014 年考题）近年来，宠物食品行业发展迅猛。瑞士 QC 公司作为全球最大的食品企业之一，也开始在全球范围拓展其宠物食品业务。2005 年，QC 公司斥资 103 亿美元收购了普瑞纳宠物食品公司，一跃成为全球最大的宠物食品公司之一。从 2009 年起，QC 公司在中国各大城市冠名赞助宠物赛事，迅速使其宠物食品旗下的冠能、康多乐、喜跃、泰迪等几个品牌深入人心。

与此同时，北京 NT 宠物食品公司也推出了以“古方”为概念的优乐系列中草药处方宠物粮。“古方”多应用于医药、养生、化妆品等领域，应用在宠物消费市场，优乐系列还是第一个品牌。优乐系列中草药处方宠物粮一上市就采用平均低于其他宠物粮产品 5%的定价策略，迅速打开了市场。

根据以上内容回答下列问题：

（1）QC 公司采取的是哪种产品组合策略？除此之外，还有哪些产品组合策略？

【答案】

采取的是扩大产品组合策略。除此，还有：

① 缩减产品组合策略；

② 产品线延伸策略。

第三部分　开发新产品

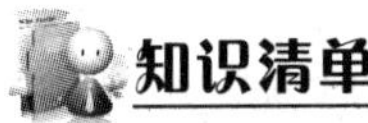

知识清单

一、新产品的种类

（1）全新产品；
（2）换代新产品；
（3）改进新产品；
（4）仿制新产品；

二、新产品开发的程序

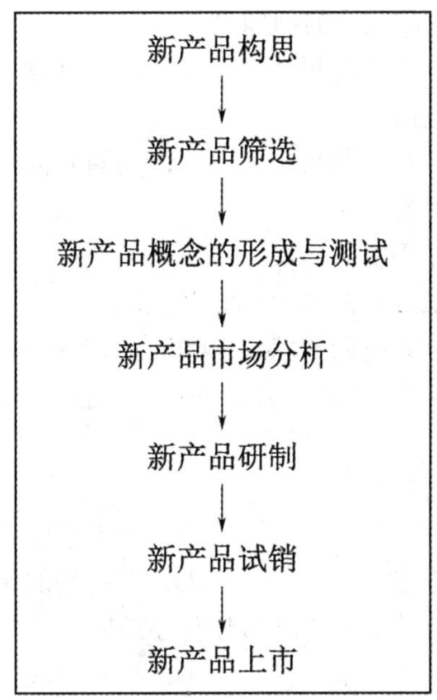

经典例题分析

【例 1】当某化妆品公司调研人员提出为妇女化妆品领域开发一系列新产品的想法并经公司经理层进行分析决定采纳某一观念或想法时，他们下一步的工作应该是（　　）。

A．新产品市场分析　　B．新产品筛选
C．新产品概念的形成和测试　　D．新产品研制

【答案】C

【分析】该题考查的内容是新产品开发的程序。

【例 2】生产空调的美的公司推出电磁炉，这对美的公司来讲是（　　）。

A．全新产品　　B．换代新产品　　C．改进新产品　　D．仿制新产品

【答案】A

【分析】本题考查的是对新产品类型的理解。电磁炉虽然是一种早已存在的产品，对于从不生产电磁炉的美的公司来说这是一种全新产品。

【例3】投入少、风险小，只要市场需要即可获利的是（　　）。

A．全新产品　　B．换代新产品　　C．改进新产品　　D．仿制新产品

【答案】D

【分析】本题考查的是对新产品类型的理解。仿制是企业开发新产品最快捷的方式，投入少、风险小，只要市场需要，即可迅速获利。

能力训练与提升

1．不同型号的汽车，不同款式的服装属于（　　）。

A．改进新产品　　B．仿制新产品　　C．换代产品　　D．全新产品

2．新产品上市时，企业无需注意的问题是（　　）。

A．投放地点　　B．投放时机　　C．投放对象　　D．投放人员

3．新市场的市场分析不包括（　　）。

A．成本分析　　B．环境分析　　C．利润分析　　D．需求分析

4．下列产品属于全新产品的是（　　）。

A．苹果公司的 iPhone 手机

B．佳宝乳业公司推出红枣牛奶、稻香奶等新产品。

C．微软公司 Windows 系统的 98 版、2000 版、XP 版产品。

D．“天天鲜”蛋糕房推出低糖糕点，并针对顾客口味推出葱香味、麻辣味等多种口味的蛋糕。

5．新产品的潜在消费者包括（　　）。

A．大量购买者　　B．最先采用者

C．对价格敏感的购买者　　D．有影响的带头购买者

6．低成本，见效快，企业常用的新产品开发方式是（　　）。

A．改换商品包装　　B．技术引进

C．产品改造　　D．企业独立研制

7．开发新产品的基础和起点的是（　　）。

A．新产品构思　　B．新产品筛选

C．新产品概念的形成和测试　　D．新产品市场分析

8．下列说法正确的有（　　）。

A．产品概念是产品构思的具体化。

B．只要是构思好，就能符合市场需求。

C．为产品寻找顾客，是营销人员的坚持原则。

D．需求分析主要测算市场需求潜量与销售潜量，以及消费者购买能力与购买愿望。

9．某公司研制出一种新的家庭厨房餐洗用品，随意抽样选择200位家庭主妇，免费赠送新产品样品，附上详细的产品使用说明书，并要求她们与公司联系，填写调查表。公司的这种活动是在新产品开发的（　　）阶段。

A．新产品市场分析　　　　B．新产品筛选

C．新产品概念的形成和测试　　　　D．新产品研制

10．文字、图表及模型等描述的产品设计变为确实物质产品是在（　　）。

A．新产品构思　　　　B．新产品概念形成和测试

C．新产品研制　　　　D．新产品试销

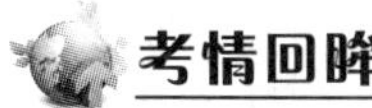

考情回眸

1.（2011年考题）某公司研制出一种新的家庭厨房餐洗用品，随机抽样选择200位家庭主妇，以实物的方式向她们展示新产品概念，并要求他们填写问卷调查表，从而判断该新产品对消费者是否具有吸引力。该新产品所处的开发阶段是（　　）。

A．新产品筛选　　　　B．新产品概念的形成与测试

C．新产品研制　　　　D．新产品市场分析

【答案】C

【分析】将经过市场分析的新产品概念交给研发部门或技术人员进行设计，制作成实体样品，同时进行包装的研制和品牌的设计，并为新产品设计一套初始的市场营销策略，如初始促销、定价、分销策略等。研发阶段可能要持续很长时间，企业为了降低投资风险，往往要将试制出来的样品进行消费试验。

2.（2011年考题）下列关于新产品的类型，说法不正确的是（　　）。

A．全新产品的创新程度最高

B．改进新产品和换代新产品是市场上大量出现的新产品的主要来源

C．换代新产品主要是针对品质、性能与外形而言

D．仿制是企业开发新产品最快捷的方式

【答案】C

【分析】改进新产品与换代新产品是市场上大量出现的新产品的主要来源。换代新产品主要是对用途而言，改进新产品主要是对品质、性能与外形而言，二者都是企业开发新产品的重点。改进新产品比较容易被消费者接受，但是也易于被竞争者仿效，因此竞争比较激烈。

3.（2013年考题）某公司成功研制出一种新型家用吸尘器，为了了解新产品的销售潜力，及时发现产品的缺陷，该公司选择一个中型城市的高端商场进行检验性销售，为今后营销决策搜集各种信息和数据。这种新产品所处的开发阶段是（　　）。

A．新产品筛选　　　　B．新产品研制

C．新产品试销　　　　D．新产品市场分析

【答案】C

【分析】产品研制成功后，在推向市场之前，应在一定范围的消费者中进行检验性试销。试销不仅能增进企业对新产品销售潜力的了解，还能发现产品的缺陷等问题，以便采取相应的改进措施，而且有助于企业改进市场营销策略。试销过程中所获得的各种信息和数据，都

可成为今后营销决策的依据，这样会使产品在批量生产前得到完善，并为产品大规模投入市场打好基础。

4.（2013 年考题）2011 年 10 月某照相机生产企业开发出一种新型照相机 NⅠ，NⅠ只有黑色和白色两种外壳，半年后该企业又推出了与 NⅠ功能完全相同但拥有多种颜色外壳的 NⅡ。从市场营销的角度看，该企业推出的照相机 NⅡ是（　　）。

A．全新产品　　B．仿制新产品　　C．换代新产品　　D．改进新产品

【答案】D

【分析】改进新产品与换代新产品是市场上大量出现的新产品的主要来源。要注意二者的区别。

第五章

产品价格策略

考纲要求

1．理解影响产品定价的内部因素和外部因素。
2．掌握企业的定价方法。
3．掌握企业基本定价策略。
4．理解调整价格的策略。

第一部分　影响企业定价的因素

知识清单

一、影响企业定价的内部因素

（1）定价目标。
① 利润目标。
第一，以获取合理利润为定价目标；
第二，以获取投资收益为定价目标；
第三，以获取最大利润为定价目标。
② 市场占有率目标。
③ 稳定价格目标。
④ 企业形象目标。
（2）产品成本。
（3）产品差异性。
（4）企业的销售能力。

二、影响企业定价的外部因素

1．消费者需求

（1）需求能力；
（2）需求强度；

（3）需求层次。

2. 政府干预

3. 竞争因素

4. 其他因素

（1）经济条件

（2）消费者心理和习惯

（3）企业或产品的形象因素

经典例题分析

【例 1】下列说法不正确的是（　　）。

A. 有远见的企业经营者，都着眼于追求长期利润的最大化。

B. 最大利润必然导致高价销售。

C. 以获取投资收益为定价目标时，要确定适度的投资收益率。

D. 采用获取合理利润为定价目标的企业，必须有充足的后备资源，并打算长期经营。

【答案】B

【分析】本题考查的是对定价目标的理解。最大利润并不意味着企业要制定最高单价。

【例 2】企业定价方法通常有：定价由低到高和定价由高到低，指的是（　　）。

A. 企业形象目标　　B. 利润目标

C. 市场占有率目标　　D. 稳定价格目标

【答案】C

【分析】本题考查的是企业的定价目标。

【例 3】在实际工作中，产品定价要考虑固定成本和变动成本，这说明（　　）是产品定价的一个内部影响因素。

A. 生产成本　　B. 产品差异性　　C. 竞争因素　　D. 企业的销售能力

【答案】A

【分析】本题考查的是产品定价的内部影响因素。在实际工作中，产品的价格是按成本、利润、税金三部分来制定的，成本又可分解为固定成本和变动成本。

能力训练与提升

1. 在企业营销活动中，（　　）是十分敏感而又难以控制的因素。

A. 产品　　B. 价格　　C. 渠道　　D. 促销

2. 公司的营销组合不包括（　　）。

A. 产品　　B. 包装　　C. 价格　　D. 分销

3.（　　）一向是影响购买选择的最主要因素。

A. 产品　　B. 促销　　C. 价格　　D. 分销

4.（　　）能以最直接的方式为企业获取价值，是唯一能产生收入的因素。

A．产品　　B．促销　　C．价格　　D．分销

5．在企业的营销组合中，（　　）是最痛苦与最危险的策略。

A．产品策略　　B．定价策略　　C．分销渠道策略　　D．促销策略

6．下列说法不正确的是（　　）。

A．有远见的企业经营者着眼于追求长期利润的最大化。

B．最大利润意味着企业要制定最高单价。

C．采取获取投资收益为定价目标的企业，一般是根据投资额规定的收益率，计算出单位产品的利润额，加上产品成本作为销售目标。

D．价格是维护厂家利益、调动经销商积极性、吸引顾客、战胜竞争对手、开发和巩固市场的关键。

7．下列说法正确的是（　　）。

A．最高单价必然带来最大利润。

B．以获取最大利润为定价目标的企业，其生产经营的必须是畅销产品。

C．利润目标就是追求企业的最大利润。

D．有时企业只能在补偿正常情况的平均成本的基础上，加上适度利润作为产品价格。

8．关于稳定价格目标，说法不正确的有（　　）。

A．制定合适的价格，是维护厂家利益、开发和巩固市场的关键

B．稳定价格目标避免了正面价格竞争

C．钢铁、采矿、石油化工等行业内应用最广泛

D．市场价格越稳定，风险越大

9．适度利润的实现，不需要考虑（　　）。

A．产销量　　B．投资成本　　C．分销渠道　　D．市场接受程度

10．（　　）的定价目标是从竞争对手那里夺取市场份额，以达到扩大企业的销售市场乃至整个市场的目的。

A．销售额最大化　　B．利润最大化

C．扩大市场占有率　　D．稳定价格

11．下列说法不正确的有（　　）。

A．采取稳定价格目标，可以使市场价格在一个较长的时期内相对稳定，减少企业之间因价格竞争而发生的损失。

B．对于钢铁、采矿行业、石油化工等行业，稳定价格目标应用最广泛。

C．稳定价格策略是中小企业采取的一种联合，协商后共同执行的低价格。

D．不同行业的企业，定价目标不同；同一行业的不同企业，定价目标也不相同。

12．下列说法不正确的有（　　）。

A．在竞争充分的情况下，企业个别成本高于或低于社会平均成本，对产品价格的影响不大。

B．当商品的市场需求大于供给时，产品价格应采取低价策略。

C．产品竞争激烈时，可以采取降价来吸引顾客购买。

D．随着城市化进程越来越强，城市居民的住房价格越来越高，国家出台了一系列的

政策来调节过快增长的房价，这说明，政府干预也属于影响产品定价的一个外部因素。

13．对于季节性产品，旺季时价格高，淡季时价格低，说明（　　）是产品定价的一个外部影响因素。

A．产品成本　　B．消费者需求　　C．竞争因素　　D．其他因素

14．随着面粉、食用油价格提高，各类面包、饼干、蛋糕等食品纷纷提价，这说明（　　）是产品定价的一个内部影响因素。

A．生产成本　　B．市场需求　　C．竞争因素　　D．其他因素

15．下列产品定价目标属于稳定价格目标的是（　　）。

A．“一家人”美食馆，每天都有特价菜，周一“一元”，周二“二元”，依此类推，这种价格政策，吸引了不少顾客在此订餐，餐馆的收入大增

B．针对大学生这类顾客群体，“69 元”服饰专卖店拥有大量的固定学生会员，近期又推出了“25 元”箱包专卖，深受大学生的喜爱

C．明城公交公司是市内最大的客运公司，票价一直采用“1 元”，方便广大市民出行

D．蒙牛集团和伊利集团的各类产品中，奶制品价格不相上下，国庆节期间，蒙牛产品进行了降价促销，购买蒙牛产品的消费者明显增多。

16．美国某些州政府通过租金控制法将房租控制在较低的水平上，将牛奶价格控制在较高的水平上。影响产品定价的因素是（　　）。

A．政府干预　　B．消费者心理和习惯

C．产品形象因素　　D．市场需求

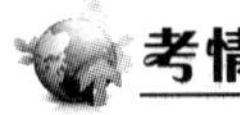

考情回眸

（2015 年考题）关于企业定价的利润目标，下列说法错误的是（　　）。

A．企业以获取投资收益为定价目标时，投资收益率一般应高于同期的银行存款利息率

B．企业以获取最大利润为定价目标时，所有产品必然定价高

C．以获取合理利润为目标来定价，可以使企业避免不必要的竞争，获得长期利润

D．获取利润是企业从事生产经营活动的最终目标，是企业经营的直接动力

【分析】B

第二部分　企业的定价方法

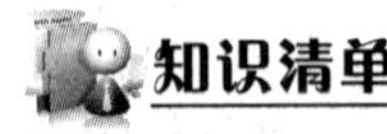

知识清单

一、成本导向定价法

1．盈亏平衡定价法

（1）含义：企业按照生产某种产品总成本和销售收入维持平衡的原则制定产品价格的

方法。

（2）适用情况：在市场不景气的情况下适用

（3）公式：价格=单位固定成本+单位变动成本。

2. 成本加成定价法

（1）含义：单位成本加上一定百分比的加成来制定价格。

（2）优点：计算简单、易操作。

缺点：对市场竞争的适应能力较差，定价方法不灵活。

（3）适用范围：适合于销售量和单位成本相对稳定，供求矛盾不甚突出的产品。制造商、中间商，以及建筑业、科研部门和农业部门经常使用这种方法。

（4）公式：价格=单位成本*（1+加成率）。

3. 目标利润定价法

（1）含义：又称目标收益定价法，是根据企业预期的总销售量与总成本，确定一个目标利润率的定价方法。

（2）要点：使产品的售价能保证企业达到预期地目标利润率

优点：有利于加强企业管理的计划性，可以较好地实现投资回收计划。

缺点：企业必须有较强的计划能力，必须测算好销售价格与期望销售量之间的关系，避免出现确定了价格而销售量达不到预期目标的不足。

二、需求导向定价法

1. 认知价值定价法

也称为“感受价值定价法”“理解价值定价法”，这是一种顾客导向的定价方法。

2. 需求差异定价法

（1）基于顾客差异的差别定价；

（2）基于不同地理位置的差别定价；

（3）基于产品差异的差别定价；

（4）基于时间差异的差别定价。

3. 反向定价法

（1）含义：是指企业根据产品的市场需求状况，通过价格预测和评估，先确定消费者可以接受和理解的零售价格，然后倒推批发价格和出厂价格的定价方法。

（2）适用条件：分销渠道中的批发商和销售商多采取这种定价方法

三、竞争导向定价法

1. 随行就市定价法

适用：完全竞争市场和寡头垄断市场。

优点：在竞争激烈的同一商品市场上，采用这种定价方法风险比较小。

2．密封投标定价法

适用：建筑包工、大型设备制造和政府大宗采购等

经典例题分析

【例 1】一小瓶法国香水，成本不过十几法郎，而售价一般高达数百法郎，其采用的定价方法是（　　）。

A．成本导向定价　　　　B．需求差异定价

C．理解价值定价法　　　　D．竞争导向定价

【答案】C

【分析】该题考查的是对定价方法的理解。法国香水成本很低，但却是按照消费者对法国香水价值的理解进行定价的。

【例 2】某厂生产 A 产品，投资 240 万元，产品单位成本 6 元，年固定成本总额 20 万元。

（1）该厂采用随行就市定价策略，产品市场价格为 10 元，若不亏本，每年最少销量为多少件？

（2）若其他条件不变，年产量同（1）的计算结果，要实现 10%年投资收益率，产品售价应为多少？

（3）由于原材料价格上涨，产品单位变动成本提高 15%，其他条件不变，年销售量和产品售价分别同（1）和（2）的计算结果，试计算产品的成本加成率。（计算结果精确到两位小数。）

【分析】

（1）保本销售量=固定成本/（价格-单位变动成本）

=200 000/（10-6）

=50 000（件）

（2）单位产品销售价格=（总成本+目标利润）/计划总产量

=（200 000+6×50 000+2 400 000×10%）/50 000

=14.8（元）

（3）单位完全成本=200000/50000+6×（1+15%）=10.9（1 分）

成本加成率=产品售价/单位完全成本-1

=14.8/10.9-1

≈35.78%（或 0.36）

能力训练与提升

一、选择题

1.（　　）在市场不景气的情况下采用比较合适。

A．成本加成定价法　　　　B．盈亏平衡定价法

C．需求导向定价法　　　　D．目标利润定价法

2．（　　）的优点是计算简单易操作，应用范围比较广泛。

A．成本加成定价法　　B．盈亏平衡定价法

C．需求导向定价法　　D．目标利润定价法

3．（　　）有利于加强企业管理的计划性，可以较好地实现投资回收计划。

A．成本加成定价法　　B．盈亏平衡定价法

C．需求导向定价法　　D．目标利润定价法

4．（　　）较多应用于工业企业。

A．成本加成定价法　　B．盈亏平衡定价法

C．需求导向定价法　　D．目标利润定价法

5．（　　）对市场竞争的适应能力较差，定价方法不灵活。

A．成本加成定价法　　B．盈亏平衡定价法

C．需求导向定价法　　D．目标利润定价法

6．下列说法不正确的是（　　）。

A．成本加成定价法适合于销售量和单位成本相对稳定，供求矛盾不甚突出的产品。

B．成本加成定价法的关键是加成率的确定。

C．目标利润定价法对市场适应的适应能力较差。

D．制造商、中间商，建筑业、科研部门和农业部门经常采用成本加成定价法。

7．下列说法不正确的有（　　）。

A．目标利润定价法是根据企业的总成本和销售量来确定的产品价格。

B．目标利润定价法必须有较强的计划能力。

C．目标利润定价法必须测算好销售价格和期望销售量之间的关系。

D．目标利润定价法可以避免出现确定了价格而销售量达不到预期目标的被动情况。

8．制造衬衣的企业根据衬衫的不同颜色或式样而制定不同的价格，这是采用了（　　）定价方法。

A．竞争导向　　B．成本导向　　C．需求导向　　D．利润导向

9．投标定价法不适用于（　　）。

A．建设包工　　B．大型设备制造　　C．家庭个人装修　　D．政府大宗采购

10．下列说法不正确的有（　　）。

A．投标定价法是由投标竞争的方式确定商品的价格

B．在产品或劳务的交易中，先有招标人发出公告

C．投标人竞争投标，密封递价，招标人择优选择价格

D．投标定价法不适合家庭购买，也不适合政府采购

二、简答题

需求差异定价法有哪几种情况？

考情回眸

1.（2010 年考题）爱家集团决定生产一批玩具。基建与机器设备投资等总固定成本为 380 000 元，每个玩具售价 26 元，单位变动成本为 18 元。

（1）生产该产品的盈亏平衡产量是多少？

（2）盈亏平衡点的销售量是多少？

（3）实现 60 000 元利润时的销售额是多少？

【分析】

（1）盈亏平衡点产量=380000/（26-18）=47500（个）。

（2）盈亏平衡点销售额=47500*26=1235000（元）。

（3）实现 6000 元利润时的产量=（380 000+60 000）/（26-18）=55 000（个）。

实现 60 000 元时的销售额=55 000*26=1 430 000（元）。

2.（2011 年考题）某企业生产一批塑料水杯，每个售价为 15 元，单位变动成本为 10 元，实现收支平衡时的销售额为 600 000 元，若该企业要实现 50 000 元的利润，此时的销售额应为多少？

【分析】

盈亏平衡点销售量=60 000÷15

=40 000（个）

设该批产品的总固定成本为 x 元:

15=x÷40 000+10

x=200 000（元）

设实现 50 000 元利润时的销售量为 y 个

15=[（200 000+10y）+50 000] ÷y

y=50 000（个）

实现 50 000 元利润时的销售额=15×50 000

=750 000（元）

3.（2012 年考题）某企业生产台灯，每个售价 32 元，单位变动成本 15 元，固定成本 300 万元，今年投资额 200 万元，企业预期投资收益率 20%。

计算：

（1）为实现预期投资受益企业需销售多少台灯？

（2）在销售量和投资额不变的条件下，如售价降为每个 31 元，企业今年的投资收益率应调整为多少？

【分析】

（1）设销售量为 X 个:

（3 000 000+15X+2 000 000*20%）/X=32

X=200 000（个）

（3）设投资收益率为 y:

（3 000 000+15*200 000+2 000 000y）=31

Y=10%

4.（2013 年考题）某企业生产一批毛绒玩具，每个售价为 40 元，单位变动成本为 25 元，实现收支平衡时的销售量为 8000 件。若该企业将每个售价提高到 50 元后，为实现 80 000 元的利润，销售额应为多少？

【分析】

设该批产品的总固定成本为 x 元:

40=x÷8000+25

x =120000（元）

设实现 80000 元利润时的销售量为 y 个:

50=[（120 000+25y）+80 000]÷y

y =8000（个）

实现 80 000 元利润时，销售额=50 × 8000=400 000（元）

5.（2014 年考题）高乐公司生产一批产品，每个售价为 25 元，单位变动成本为 15 元，实现收支平衡时的销售额为 80 万元，若该企业要实现 8 万元的利润，此时的销售额应为多少？

【分析】

盈亏平衡点销售量=800 000+25 =32 000（个）

设该批产品的总固定成本为 X 元。

25=x÷32 000+15

x=320 000（元）

设实现 80 000 元利润时的销售量为 Y 个。

25[（320 000+15y）+80 000]÷y

y=40 000（个）

实现 80 000 元利润时的销售额=25×40 000

=1 000 000（元）

6.（2015 年考题）宏远公司生产一批产品，该批产品的总固定成本是 15000 元，单位变动成本是 18 元，当销售额为 60 000 元时，可实现利润 27 000 元。计算:

（1）该批产品每件售价是多少？

（2）若价格不变，当该批产品的销售额为 90 000 元时，企业可以实现多少利润？

【分析】

（1）设该批产品实现 27 000 元利润时的销售量为 x 件。

60 000=15 000+18x+27 000

x=1000

售价=60 000÷1000

=60（元）

（2）销售量=90 000 ÷ 60

=1500（件）

设销售额为 90 000 元时企业可实现的利润为 y 元。

60=（15 000+18×1500+y）÷1500

y=48 000

第三部分　企业的定价策略

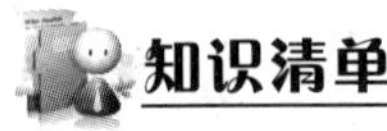

一、基本定价策略

1．新产品定价策略

定价策略	含义	优点	缺点	适应范围
撇脂定价	新产品投入市场时，价格定得较高，以攫取最大利润，犹如从鲜奶中撇取表面的油脂一样	1．新产品上市，迅速收回投资，减少风险； 2．顾客尚无理性认识，购买动机属于求新求奇； 3．拥有较大调价余地，可以争取低收入阶层和对价格比较敏感的顾客； 4．利用高价限制需求的过快增长	1．不利于市场开拓，增加销量、不利于占领和稳定市场； 2．会导致竞争者大量涌入，仿制品、替代品迅速出现； 3．价格远远高于价值，损坏消费者利益	
渗透定价	价格定得较低，吸引大量的消费者，扩大市场份额	市场占有率高；增强了企业的市场竞争能力；低价策略，促进消费需求	利润微薄；降低企业优质产品的形象	
温和定价	适中定价。不利用价格获取高利，也不利用价格占领市场	价格稳定，正常情况下实现企业的预期目标，不会导致过于激烈的竞争	日益激烈的竞争中，有些保守和被动	较广

2．心理定价策略

（1）尾数定价。

① 含义：定价时保留小数点后的尾数，使消费者产生价格低廉的感觉，还能给消费者留下定价认真的印象。

② 四种效应：便宜；精确；中意；促进销售。

（2）整数定价。

① 含义：企业有意将产品价格定为整数，以显示产品具有一定质量。

② 优点。

a．可以满足消费者炫耀富有、显示地位、崇尚名牌、购买精品的虚荣心。

b．省却了找零钱的麻烦，方便企业和顾客的价格结算。

c．花色品种较多，价格总体水平较高的商品，可利用产品的高价效应，在消费者心目中树立高档、高价、优质的产品形象。

③ 适用范围。

多用于价格较贵的耐用品或礼品，以及消费者不太了解的产品，对于价格较贵的高档产

品，顾客对质量较为重视，往往把价格高低作为衡量产品质量的标准之一，容易产生“一分价钱一分货”的感觉，从而有利于销售。

（3）声望定价。

① 含义：是指企业利用消费者仰慕名牌产品或者名店中的声望所产生的某种心理来制定商品的价格，故意把价格定成整数或者高价。

② 适用范围：不少高级名牌产品和稀缺产品，如豪华轿车、高档手表、名牌时装、名人字画、珠宝古董等；对于非生活必需品及具有民族特色的手工产品。

（4）招徕定价

① 含义：这是适应消费者“求廉”的心理，将产品价格定得低于一般市价，个别的甚至低于成本，以吸引顾客、扩大销售的一种定价策略。

② 举例：美国的“99 美分商店”和柯达相机。

③ 注意问题。

a．降价的商品应是消费者常用的，最好是适合于每一个家庭使用的物品，否则无吸引力。

b．实行招徕定价的商店，经营的品种要多，以便使顾客有较多的选购机会。

c．降价商品的降价幅度要大，一般应接近成本或低于成本。

d．降价商品的数量要适当，太多商店亏损太大，太少容易引起消费者的反感。

e．应与因伤残而减价的商品明显区别开。

（5）习惯定价。

① 含义：有些产品在长期的市场交换过程中已经形成了为消费者所适应的价格，成为习惯价格。

② 特点：消费者习惯了的价格，不宜轻易变动。

（6）统一定价。

① 含义：是指企业出售所有商品的价格是统一的。

② 优点：价格单一，方便了买卖双方，且能满足顾客的好奇心理，有利于扩大商品的销售。

③ 缺点：忽视了不同质量商品之间价格的差异性

④ 适用：小商品和日用品

3．折扣定价策略

种类	目的
累计数量折扣	鼓励购买者经常购买本企业的产品，称为企业可信赖的长期客户；企业可以预测需求，合理安排生产；经销商也可保证货源
非累计数量折扣	鼓励顾客大量购买，节约销售中的劳动消耗
现金折扣	鼓励顾客尽早付款，加速资金周转
功能折扣	鼓励中间商大批量订货、扩大销售，争取顾客，并与生产企业建立长期、稳定、良好的合作关系；对中间商经营的有关成本和费用进行补偿
季节性折扣	鼓励购买者提早进货或淡季购买，对在淡季购买商品的顾客给予一定的优惠，使企业的生产和销售在一年四季中都能保持相对稳定
回扣和津贴	刺激消费者需求，促进产品更新换代，扩大新一代产品的销售

二、调整价格策略

1．削价策略

削价的具体表现：

（1）企业急需回笼资金；

（2）企业通过削价开拓新市场；

（3）企业成本费用比竞争者低，企图通过降价来掌握市场或提高市场占有率，从而扩大生产和销售量，降低成本费用。

（4）企业生产能力过剩，因而需要扩大销售，但是又不能通过产品改进和加强销售工作等来扩大销售。

（5）在强大的竞争者压力下，企业的市场占有率下降。

（6）政治、法律环境及经济形式的变化，迫使企业降价。

此外，消费者运动的兴起也往往迫使产品价格下调。

削价的形式：赠送样品和优惠券，实行有奖销售，给中间商提取推销奖金，允许顾客分期付款，赊账，免费或者优惠送货上门、技术培训，维修咨询，提高产品质量，改进产品性能，增加产品用途等。

2．提价策略

（1）提价的主要原因。

① 应对产品成本增加，减少成本压力。

② 通货膨胀，物价上涨，企业的成本费用提高。

③ 产品供不应求，不能满足所有顾客的需要。

④ 利用顾客心理，创造优质效应。

（2）实行提价策略时，注意问题。

① 切忌所有商品同时提价；

② 提价时，一定要说明提价原因的合理性；

③ 注意提价幅度。

经典例题分析

【例 1】对于撇脂定价策略下列说法错误的是（　　）。

A．撇脂定价是在新产品投入市场时，将其价格尽可能定高，以攫取最大利润

B．利用高价可限制需求的过快增长，缓解产品供不应求的状况

C．撇脂定价是一种追求长期利润最大化的定价策略

D．价格远远高于价值，在某种程度上损害了消费者利益

【答案】C

【分析】本题考查的是对撇脂定价的理解。新产品投入市场时，将其价格尽可能定高，以攫取最大利润，犹如从鲜奶中撇取表面的一层油脂一样，即为撇脂定价策略。追求长期利润

最大化是渗透定价策略的目的。所以，C选项的说法是不正确的。

【例2】在赊销的情况下，卖方为了鼓励买方提前付款，按原价给予一定的折扣，这就是（　　）。

A．交易折扣　　B．现金折扣
C．数量折扣　　D．季节折扣

【答案】B

【分析】本题考查的是对折扣策略的理解。交易折扣是根据中间商的功能不同给予的折扣。数量折扣是根据代理商、中间商或顾客购买货物的数量多少，给予不同的折扣；季节折扣是公司对销售淡季来购买的买主所给予的一种折扣优待。现金折扣的目的是鼓励顾客尽早付款，加速资金周转，降低销售费用。

【例3】顾客购买某种商品1000单位以下，单价为10元，购买1000单位以上，单价为9元，这种折扣属于（　　）。

A．现金折扣　　B．数量折扣
C．功能折扣　　D．季节折扣

【答案】B

【分析】根据顾客购买货物数量的多少，分别给予不同的折扣，数量越大，折扣越多。这是数量折扣。

【例4】德国的奔驰汽车售价二十万马克，瑞士莱克斯手表，价格为五位数；巴黎里约时装中心的服装，一般售价二千法郎，这运用的是（　　）。

A．招来定价　　B．整数定价
C．撇脂定价　　D．声望定价

【答案】D

【分析】这是考察的基本定价策略。若是对各种策略不能很好地区分，该题将会出错。声望定价是企业利用消费者仰慕名牌商品或名店的声望所产生的某种心理来制定商品的价格，故意把价格定成整数或者高价。注意与整数定价区分。

【例5】下列说法不正确的是（　　）。

A．整数定价策略针对的是消费者求名、求方便的心理
B．招徕定价策略可将某几种商品的价格定得非常高，或非常低，引起消费者的好奇心和观望行为之后，带动其他商品的销售
C．非整数定价策略可以让消费者产生便宜、精确、中意、促进销售的特殊效应
D．声望定价策略适用那些无法明确显示其内在质量的商品，可以将商品价格定得比较高，可以方便企业和顾客的价格结算

【答案】D

【分析】对于那些无法明确显示其内在质量的商品，消费者往往通过其价格的高低来判断其质量的好坏。整数定价针对的是消费者求名、求方便的心理，将商品价格有意定位整数，由于同类型产品的生产者众多，花色品种各异，在许多交易中，消费者往往只能将价格作为判别产品质量、性能的指示器。所以，D选项的说法是不正确的。

能力训练与提升

一、选择题

1．对于撇脂定价策略下列说法错误的有（　　）。

A．撇脂定价是在新产品投入市场时，将其价格尽可能定高，以攫取最大利润。

B．对于全新产品、受专利保护的产品、需求的价格弹性小的产品、流行产品、未来市场形势难以预定的产品，可以采用撇脂定价策略。

C．撇脂定价是一种追求长期利润最大化的定价策略。

D．高价高利会导致竞争者的大量涌入。

2．（　　）又称为适中定价策略。

A．撇脂定价策略　　B．渗透定价策略
C．温和定价策略　　D．尾数定价策略

3．（　　）的优点是价格单一，方便了买卖双方，且能满足顾客的好奇心理，有利于扩大商品销售。

A．撇脂定价策略　　B．渗透定价策略
C．温和定价策略　　D．统一定价策略

4．适用于全新产品、受专利保护的产品、需求价格弹性小的产品、流行产品以及未来市场形势难以预测的产品的策略是（　　）。

A．撇脂定价策略　　B．渗透定价策略
C．温和定价策略　　D．尾数定价策略

5．当不存在适合于撇脂定价或者渗透定价的环境时，公司一般采取的价格策略是（　　）。

A．撇脂定价策略　　B．渗透定价策略
C．温和定价策略　　D．尾数定价策略

6．价格单一、方便了买卖双方，且能满足顾客的好奇心理，有利于扩大商品的销售的定价策略是（　　）。

A．撇脂定价策略　　B．渗透定价策略
C．统一定价策略　　D．尾数定价策略

7．价格较稳定，在正常情况下仍可实现企业的预期盈利目标，且不会导致过于激烈的竞争的策略是（　　）。

A．撇脂定价策略　　B．温和定价
C．统一定价策略　　D．尾数定价策略

8．（　　）是一种具有强烈刺激作用的心理定价策略。

A．尾数定价　　B．整数定价　　C．声望定价　　D．招徕定价

9．（　　）适用于非生活必需品以及具有民族特色的产品。

A．尾数定价　　B．整数定价　　C．声望定价　　D．招徕定价

10．羊肉串一元 3 串，荣元馒头一元 4 个，这属于（　　）。

A．尾数定价　　B．整数定价　　C．习惯定价　　D．招徕定价

11．利群购物广场免费办理会员卡，消费1元算作一个积分，在一年内，会员积分满10 000元，购物或消费可享受9.5折，积分10 000～100 000分，可享受9折，1 000 000至2 000 000分，可享受8.8折优惠，这是（　　）。

A．非累计数量折扣　　　　B．累计数量折扣

C．季节折扣　　　　D．津贴

12．（　　）根据中间商担负的功能不同给予不同的折扣。

A．数量折扣　　B．现金折扣　　C．功能折扣　　D．季节折扣

13．（　　）能鼓励顾客尽早付款，加速资金周转，减少财务风险。

A．数量折扣　　B．现金折扣　　C．功能折扣　　D．季节折扣

14．下列说法不正确的有（　　）。

A．数量折扣就是将销售费用的一部分，以价格折扣方式分配给卖主。

B．只有赊销产品才可以运用现金折扣。

C．提供现金折扣等于减低价格。

D．运用季节折扣策略，有利于减轻库存，加速商品流通，迅速收回资金。

15．下列说法正确的有（　　）。

A．阿格尔服饰特卖会推出"一件2折，两件1折"，这采取的是功能折扣策略

B．明府花园小区新楼盘开盘，均价3800元/平米，如果首付付款超过20万元的业主，可以享受2%的优惠，如果一次性付清房款的业主，可享受5%的优惠。这是一种回扣

C．坦博尔羽绒服在8月份进行了反季节回馈顾客的促销活动，所有羽绒制品一律6折销售，这运用了数量折扣策略

D．功能折扣的结果是形成购销差价和批零差价

二、简答题

1．撇脂定价策略的优缺点分别是什么？

2．采取渗透定价的前提条件。

3．采用招徕定价策略时应该注意什么问题？

4．削价策略具体表现在哪几个方面？

5．在实行提价策略时，要注意哪些问题？

6．变相的削价形式有哪些？

考情回眸

1．（2006 年试题）某电器公司为促使各地销售代理商执行销售、维修、信息提供和促销宣传“四位一体”的功能，而给予代理商的价格折扣，这种折扣属于（　　）。

A．现金折扣　　B．数量折扣　　C．季节折扣　　D．交易折扣

【答案】D

【分析】本题考查的是对几种折扣定价策略的区分。数量折扣就是根据代理商、中间商或顾客购买货物的数量多少，分别给予不同折扣的一种定价方法。现金折扣又称付款期限折扣，是在信用购货的特定条件下发展起来的一种优惠策略，即对按约定日期付款的顾客给予不同的折扣优待，也就是在对规定的时间内提前付款或用现金付款者给予的一种价格折扣。功能折扣又称交易折扣，是企业根据各类中间商在流通环节中担负的不同功能所给予的不同折扣。季节折扣是指在生产季节性商品的公司企业，对销售淡季来采购的买主所给予的一种折扣待遇。所以选 D。

2．（2011 年考题）下列折扣定价策略中，目的是促使顾客尽早付款，加速资金周转，降低销售费用，减少财务风险的是（　　）。

A．现金折扣　　B．数量折扣　　C．回扣和津贴　　D．功能折扣

【答案】A

【分析】本题考查的是折扣定价策略。现金折扣的目的是鼓励顾客尽早付款，加速资金周转，降低销售费用，减少财务风险；数量折扣的目的是鼓励和吸引顾客长期、大量或集中向被企业购买商品。功能折扣的目的是鼓励中间商大批量订货，争取顾客，并与生产企业建立长期、稳定、良好的合作关系。

3．（2012 年考题）某啤酒生产企业对在冬季进货的经销商给予大幅让利，这种折扣定价策略是（　　）。

A．季节性折扣　　B．数量折扣

C．功能折扣　　D．现金折扣

【答案】A

【分析】本题考查的是折扣定价策略的季节性折扣。季节性折扣的目的是鼓励购买者提早进货或淡季购买，对在淡季购买商品的顾客给予一定的优惠。啤酒相对而言是一种季节性商品，一般在夏季畅销，啤酒企业对在冬季进货的经销商给予大幅让利，实行的是一种季节性

折扣。

4．（2012 年考题）新产品上市之初企业将价格定的较低，以吸引大量的购买者，扩大市场占有率。这种新产品定价策略是（　　）。

A．撇脂定价　　B．统一定价

C．温和定价　　D．渗透定价

【答案】D

【分析】本题考查的是新产品定价策略。撇脂定价策略是指新产品上市之初，将新产品价格定得较高，在短期内获取厚利，尽快收回投资，减少投资风险。统一定价策略是企业出售所有商品的价格是统一的。温和定价策略既不是利用价格来获取高额利润，也不是利用价格占领市场。渗透定价是新产品上市之初将价格定得较低，以吸引大量的购买者，扩大市场占有率。所以，本题考查的是渗透定价的含义。答案选择 D。

5．（2013 年考题）心理定价策略是针对消费者的不同消费心理，制定相应的商品价格。将商品的价格定为 19.90 元，而不是 20 元，这种心理定价策略是（　　）。

A．尾数定价　　B．整数定价　　C．招徕定价　　D．习惯定价

【答案】A

【分析】企业利用消费者求廉的心理，制定非整数价格，而且常常以奇数作为尾数，尽可能在价格上不进位。又称"奇数定价""非整数定价"。

6．(2013 年考题)提价能够增加企业的利润率，为了保证提价策略的顺利实现，在(　　)情况下企业适合选择提价。

A．产品进入成熟期　　B．竞争对手已经降价

C．季节性商品进入销售淡季　　D．产品在市场上处于优势地位

【答案】D

【分析】提价时机有：产品在市场上处于优势地位；产品进入成长期；季节性商品达到销售旺季；竞争对手产品提价。

7．（2014 年考题）企业提价的原因有很多，但不包括（　　）。

A．应对产品成本增加　　B．为了适应通货膨胀

C．企业急需回笼大量现金　　D．产品供不应求

【答案】C

【分析】主要原因有：应对产品成本增加，减少成本压力；为了适应通货膨胀，减少企业损失；产品供不应求，遏制过度消费；利用顾客心理，创造优质效应。

第六章 选择营销渠道

考纲要求

1. 理解分销渠道的含义。
2. 了解分销渠道的功能。
3. 理解分销渠道的类型。
4. 掌握营销分销渠道选择的因素。
5. 理解设计分销渠道的决策内容。
6. 了解营销渠道冲突的概念。
7. 理解渠道冲突的根本原因。
8. 理解渠道冲突的基本类型。
9. 了解渠道管理的含义和目标。
10. 理解渠道管理的主要内容。

第一部分　分销渠道概述

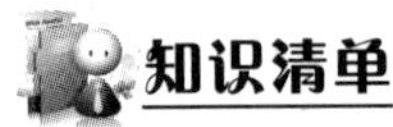

一、分销渠道的含义

分销渠道，也称营销渠道或配销渠道，是指商品和劳务从生产者向消费者移动时取得这种商品和劳务的所有权或帮助转移其所有权的所有企业和个人。分销渠道的含义包含以下 3 层：

（1）分销渠道是产品及其所有权转移的通道。

（2）分销渠道的起点是生产者，终点是消费者。

（3）分销渠道是相互依存的组织和个人的集合。

二、分销渠道的功能

（1）实现所有权的转移。

（2）调节生产者和消费者之间的矛盾。

（3）信息的传递和流动资金的调节。

三、分销渠道的结构

1. 实体流程

实体流程是指实体原料及成品从制造商转移到最终顾客的过程。

2. 所有权流程

所有权流程是指货物所有权从一个市场营销机构到另一个市场营销机构的转移过程。其一般流程为：供应商→制造商→代理商→顾客。

3. 付款流程

付款流程是指货款在各市场营销中间机构之间的流动过程。其一般流程为：顾客→银行→代理商→银行→制造业→银行→供应商。

4. 信息流程

信息流程是指在市场营销渠道中，各市场营销中间机构相互传递信息的过程。

5. 促销流程

促销流程是指由一单位运用广告、人员推销、公共关系、促销等活动对另一单位施加影响的过程。

四、分销渠道的类型

1. 直接渠道与间接渠道

直接渠道，如大型设备、专用工具及技术复杂需要提供专门服务的产品；消费品中的鲜活商品也采用直接渠道；

间接渠道，如消费品的主要类型，工业品中的化妆品也采用间接渠道。

2. 长渠道和短渠道

（1）零级渠道：生产者—消费者。

（2）一层渠道：生产者—零售商—消费者。

（3）二层渠道：生产者—批发商—零售商—消费者，（或）生产者—代理商—零售商—消费者。

（4）三层渠道：制造商—代理商—批发商—零售商—消费者。

其中：零级渠道最短，三级渠道最长，以上多见于消费品分销。

3. 宽渠道与窄渠道

宽渠道：企业使用的同类型中间商多，产品在市场上的分销面广，如一般的日用消费品。

窄渠道：企业使用的同类型中间商少，分销渠道窄，如专业性强的产品，贵重耐用的消费品。

生产看市场分销渠道的类型如下图：

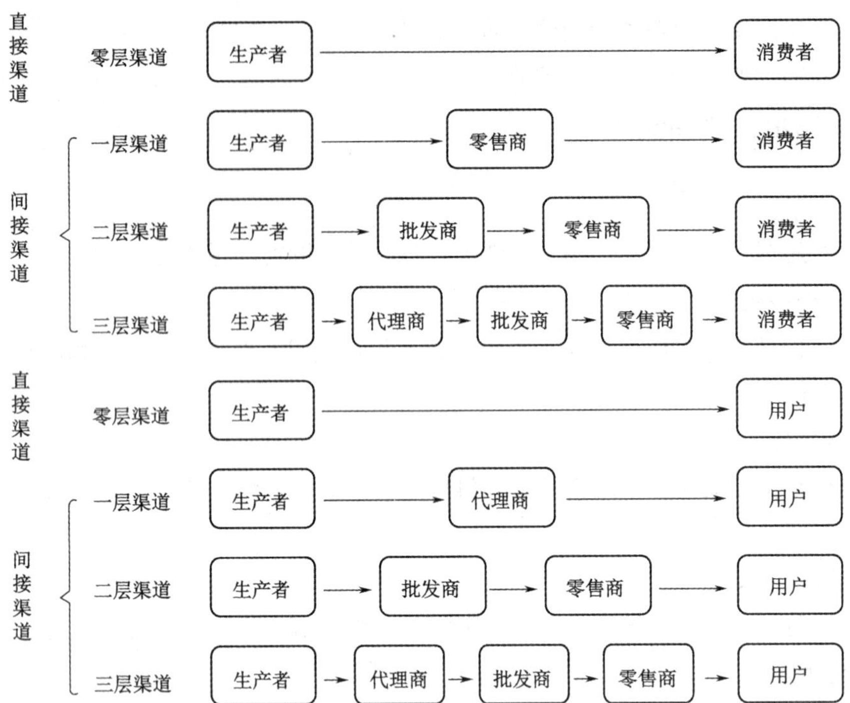

经典例题分析

【例 1】分销渠道的基本功能是（　　）。

A．实现所有权的转移

B．调节生产者和消费者之间的矛盾

C．信息的传递和流动资金的调节

D．实现产品从生产者向消费者、用户的转移

【答案】D

【分析】分销渠道是企业完成其产品（服务）交换过程、实现价值、产生效益的重要载体。分销渠道的基本功能是实现产品从生产者向消费者、用户的转移。所以，选择 D。

【例 2】下列对分销渠道的说法不正确的是（　　）。

A．分销渠道又称营销渠道或配销渠道

B．分销渠道仅仅是产品实体转移的通道

C．分销渠道的起点是生产者，重点是消费者

D．分销渠道是相互依存的组织和个人集合

【答案】B

【分析】商品在流通转移的过程中，可以分为两个过程的转移，商品所有权的转移和商品实体转移的统一。B 答案分销渠道仅仅是产品实体转移的通道显然是不对的。所以，选 B。

【例 3】一家服装生产公司决定由自己的推销机构直接向消费者出售商品。该公司采用的分销渠道是（　　）。

A．零层渠道　B．窄渠道　C．间接渠道　D．长渠道

【答案】A

【分析】服装公司不依靠批发商、零售商来销售商品，由自己的推销机构销售商品，属于直接渠道，又称为零层渠道。所以间接渠道显然是不对的。另外，服装公司设立的推销机构的多少未曾确定，所以，不能判断渠道的宽窄。

【例4】货物所有权从一个市场营销服务机构到另一个市场营销机构的转移过程是（　　）。

A．实体流程　B．所有权流程

C．付款流程　D．信息流程

【答案】B

【分析】本题考查的分销渠道的结构。实体流程是实体原料及成品从制造商转移到最终顾客的过程。付款流程是货款在市场营销中间机构之间的流动过程；信息流程是各市场营销服务机构相互传递信息的过程，本题题干是所有权流程。

能力训练与提升

一、选择题

1．“供应商→生产者→代理商→顾客”是（　　）。

A．实体流程　B．付款流程　C．所有权流程　D．信息流程

2．贵重耐用的消费品适合于（　　）。

A．宽渠道　B．窄渠道　C．直接渠道　D．间接渠道

3．在产品从生产者转移到消费者的过程中，对产品拥有所有权或帮助转移商品所有权的机构叫做（　　）。

A．市场营销渠道　B．分销渠道　C．渠道层次　D．渠道流程

4．长渠道和短渠道划分标准是按照商品在销售过程中（　　）。

A．经过流通环节或层次的多少　B．是否经过中间环节

C．同一层次中间商数量的多少　D．商品用途的不同

5．零层渠道通常叫做（　　）。

A．直接渠道　B．分销渠道　C．零售商　D．渠道流程

6．一层渠道在消费者市场上通常是（　　）。

A．批发商　B．零售商　C．销售代理　D．佣金商

7．当顾客人数多时，生产者倾向于利用每一层次都有许多中间商的（　　）。

A．长渠道　B．短渠道　C．较宽渠道　D．直销渠道

8．接受用户订货是一种（　　）。

A．直接渠道　B．间接渠道　C．长渠道　D．宽渠道

9．分销渠道所涉及的是商品实体和商品（　　）从生产向消费转移的整个过程。

A．使用权　B．支配权　C．所有权　D．不确定

10．企业商品利用中间商销售给消费者的所用的渠道称为（　　）。

A．直接渠道　B．间接渠道　C．短渠道　D．长渠道

11．分销渠道的宽度是指（　　）。

A．中间环节的多少　　B．生产厂家的多少

C．同一层次中间商的多少　　D．不同层次分销点的多少

12．工业用机械应该采用（　　）。

A．长渠道　　B．短渠道　　C．宽渠道　　D．间接渠道

13．直接销售渠道主要用于分销（　　）。

A．日用消费品　　B．生产资料　　C．耐用消费品　　D．消费资料

二、简答题

1．分销渠道是如何分类的？

2．简述分销渠道的含义及功能。

考情回眸

1．（2013 年考题）随着电子商务的发展，更多的企业为了能够降低流通成本，选择通过网络将产品直接销售给最终消费者。这种分销渠道属于（　　）。

A．一层渠道和直接渠道　　B．零层渠道和直接渠道

C．一层渠道和间接渠道　　D．零层渠道和间接渠道

【答案】B

【分析】网上销售并不等于直销，判断的标准是销售给消费者的产品是否是自己生产的。如戴尔公司就是计算机直销，亚马逊公司的网上书店是间接渠道。

2．（2014 年考题）关于分销渠道的含义，下列说法错误的是（　　）。

A．分销渠道是产品及其所有权转移的通道

B．分销渠道的起点是消费者，终点是生产者

C．分销渠道是相互依存的组织和个人的集合

D．分销渠道的中间环节包括参与商品交易活动的各批发商、零售商、代理商和经纪人

【答案】B

【分析】此题考查的是分销渠道的含义。

3．（2014 年考题）分销渠道划分为直接渠道和间接渠道的依据是商品在流通过程中（　　）。

A．是否经过中间商转卖

B．中间层次数目的多少

C．每个层次使用同类型中间商数目的多少

D．商品用途的不同

【答案】A

【分析】此题考查的是分销渠道的类型。

4．（2015年考题）牙膏和肥皂的消费者众多且购买频繁，消费者希望随时随地能够购买。最适合这两种产品的分销渠道是（　　）

A．较短且窄　　B．较短且宽　　C．较长且窄　　D．较长且宽

【答案】D

【分析】此题考查的是分销渠道的类型。

第二部分　渠道决策

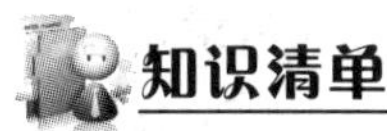

一、分析顾客需求

二、影响分销渠道选择的因素

1．产品因素

（1）产品价格。

一般来说，产品单价越高，越应注意减少流通环节，否则会造成销售价格的提高，从而影响销路，这对生产企业和消费者都不利。而单价较低、市场较广的产品，则通常采用多环节的间接分销渠道。

（2）产品的体积和重量。

产品的体积大小和轻重直接影响运输和储存的费用，过重或体积过大的产品，应尽可能选择最短的分销渠道。对于那些按运输部门规定的起限（超高、超宽、超长、集重）的产品，尤应组织直达供应。小而轻且数量大的产品，则可考虑采取间接分销渠道。

（3）产品的易毁性或易腐性。

产品有效期短，储存条件要求高或不易多次搬运的，应采取较短的分销途径，尽快送到消费者手中，如鲜活品、危险品。

（4）产品的技术性。

有些产品具有很高的技术性，需要经常的技术服务与维修。这时，应以生产企业直接销售给用户为好，这样，可以保证向用户提供及时良好的销售技术服务。

（5）定制品和标准品。

定制品一般由产需双方直接商讨规格、质量和式样等技术条件，不宜经由中间商销售。标准品具有明确的质量标准、规格和式样，分销渠道可长可短，有的用户分散，宜由中间商间接销售；有的则可按样本或产品目录直接销售。

（6）新产品。

为尽快地把新产品投入市场，扩大销路，生产企业一般重视组织自己的推销队伍，直接与消费者见面，推介新产品和收集用户意见。如能取得中间商的良好合作，也可考虑采用间接销售形式。

2. 市场因素

（1）购买批量大小。

购买批量大，多采用直接销售；购买批量小，除通过自设门市部出售外，多采用间接销售。

（2）消费者的分布。

某些商品消费地区分布比较集中，适合直接销售。反之，适合间接销售。工业品销售中，本地用户产需联系方便，因而适合直接销售。外地用户较为分散，通过间接销售较为合适。

（3）潜在顾客的数量。

若消费者的潜在需求多，市场范围大，需要中间商提供服务来满足消费者的需求，宜选择间接分销渠道。若潜在需求少，市场范围小，生产企业可直接销售。

（4）消费者的购买习惯。

有的消费者喜欢到企业买商品，有的消费者喜欢到商店买商品。所以，生产企业既应直接销售，也间接销售，从而满足不同消费者的需求，并增加产品的销售量。其中，消费者的消费习惯主要指的是以下两点：

① 消费者对不同的消费品有不同的购买习惯，这也会影响分销渠道的选择。消费品中的便利品（如香烟、火柴、肥皂、牙膏、大部分杂货、一般糖果、报纸杂志等）的消费者很多（因而其市场很大），而且消费者对这种消费品的购买次数很频繁，希望随时随地买到这种消费品，所以，生产者可以通过批发商、为数众多的中小零售商转卖给广大消费者，因此，便利品分销渠道“较长而宽”。消费品中的特殊品（如名牌男西服等），因为消费者在习惯上愿意多花时间和精力去物色这种特殊的消费品，所以特殊品的生产者（即名牌产品制造商）一般只通过少数几个精心挑选的零售商去推销其产品，甚至在一个地区只通过一家零售商经销其产品，因此特殊品的分销渠道“较短而窄”。

② 消费者一般是购买次数多，每次购买数量小。而产业用户一般都是购买次数少（设备要若干年才买一次，制造商所需要的原材料、零件等都是根据合同一年购买一次或几年购买一次），每次购买量大。这就决定了生产者可以把产品直接销售给产业用户，而一般不能将产品直接销售给消费者，因为生产者多次、小批量销售会增加成本。

3. 生产企业本身的因素

（1）资金能力。

企业本身资金雄厚，则可自由选择分销渠道，建立自己的销售网点，采用产销合一的经营方式，也可以选择间接分销渠道。企业资金薄弱的必须依赖中间商进行销售和提供服务，选择间接分销渠道。

（2）销售能力。

生产企业在销售力量、储存能力和销售经验等方面具备较好的条件的，则应选择直接分

销渠道。反之，则必须借助中间商，选择间接分销渠道。另外，企业如能和中间商进行良好的合作，或对中间商能进行有效的控制，则可选择间接分销渠道。若中间商不能很好地合作或不可靠，将影响产品的市场开拓和经济效益，则不如进行直接销售。

（3）可能提供的服务水平。

中间商通常希望生产企业能尽可能多地提供广告、展览、修理、培训等服务项目，为销售产品创造条件。若生产企业无意或无力满足这些方面的要求，就难以达成协议，迫使生产企业自行销售。反之，提供的服务水平高，中间商则乐于销售该产品，生产企业则可选择间接分销渠道。

（4）发货限额。

生产企业为了合理安排生产，会对某些产品规定发货限额。发货限额高，有利于直接销售；发货限额低，则有利于间接销售。

4．环境特性

从宏观环境看，经济形势有较大的制约作用，如在经济萧条时，生产企业的策略看点只能是控制和降低产品的最终价格，因此必须尽量减少流通环节，取消非必要的加价。此外，政府有关商品流通的种种政策、法规也会限制渠道选择的范围。

5．竞争者因素

一般地说，生产者要尽量避免和竞争者使用一样的分销渠道。如果竞争者使用和控制着传统的渠道，生产者就应当使用其他不同的渠道或途径推销其产品。

6．中间商特性

（1）中间商的不同对生产企业分销渠道的影响。

（2）中间商数目不同的影响。按中间商数目多少的不同，可选择密集分销、选择分销和独家分销。

三、设计分销渠道

1．确定渠道模式

（1）确定渠道模式即确定渠道长度。

（2）中间商。

① 含义：中间商是指生产者与消费者（或用户）之间，参与商品交易业务，促使买卖行为发生和实现的具有法人资格的组织或个人，或者说，中间商是生产者向消费者（或用户）出售产品时的中介机构，按中间商在流通转让过程中所处的地位和所起的作用不同分，主要包括批发商和零售商。

② 中间商分类。

批发商：是指向生产企业购进产品，然后转售给零售商、产业用户或各种非营利组织，不直接服务于个人消费者的商业机构。

零售商：是直接向最终消费者销售商品或提供服务的活动。零售商的种类有：商店零售；无店铺零售；零售组织。

2. 确定中间商数目——决定渠道宽度

分销类型	含义	优点	不足	适用
独家分销	生产企业在某一地区仅通过一家中间商推其产品	厂家与经销商之间关系比较密切；市场竞争程度低，中间商利润高；有利于企业控制中间商，提高他们的经营水平，加强产品的形象，增加企业利润	因缺乏竞争，顾客的满意程度可能会受到影响；经销商对厂家的反控制能力比较强	专利技术，专门用户、具有品牌优势或某些技术性强的耐用消费品
密集分销	密集分销即生产企业尽可能通过更多的批发商、零售商为其推销产品	市场覆盖率高；加快进入新市场的速度；使消费者和用户能随时随地买到新产品	经销商之间的竞争容易使市场陷入混乱（如“窜货”），甚至破坏企业的经营意图；渠道管理成本相对较高	消费品中的便利品和工业用品的标准件
选择分销	生产企业在某一地区仅通过几个精心挑选的、最合适的中间商推销产品	比独家分销面广，利于企业扩大市场，展开竞争；比密集分销节省费用，并较易控制经销商，不必分散太多的精力；加强厂商之间的了解和联系，提高被选中的中间商推销水平		各类商品

3. 渠道成员的权力与责任

四、评估选择分销方案

（1）经济性评价标准；

（2）可控性标准评估；

（3）适应性标准评估。

经典例题分析

【例 1】下列可选择直接销售渠道的是（　　）。

A．用户集中的标准品

B．购买批量小的产品

C．消费者的潜在需求多、市场范围大、需要中间商提供服务的产品

D．发货限额低的产品

【答案】A

【分析】标准品具有明确的质量标准，规格和式样，分销渠道可长可短，但因为用户比较集中，可选择直接销售；购买批量小的商品，可通过间接销售商品；消费者的潜在需求多、市场范围大、需要中间商提供服务的产品则需要间接销售；发货限额低的产品，有利于间接销售。

【例 2】下列说法不正确的是（　　）。

A．单价较低、市场较广的产品，可采用多环节的间接分销渠道。

B．鲜活易腐品可采取长渠道销售。

C．定制品一般选择直接销售渠道。

D．为尽快把新产品投入市场，扩大销路，生产企业一般选择直接销售渠道。

【答案】B

【分析】本题考查的是影响分销渠道选择的因素。产品价格影响分销渠道的选择，价格低、市场较广的产品，选择多环节的分销渠道；鲜活易腐商品有效期短、储存条件要求不高或不宜多次搬动，应选择较短的分销途径，尽快送到消费者手中。定制品一般由产需双方直接商讨价格、质量和式样等技术条件，不宜经由中间商销售。

【例 3】中间商最欢迎的分销渠道策略是（　　）。

A．密集分销　　B．独家分销

C．选择分销　　D．合作分销

【答案】B

【分析】本题考查的是分销渠道的策略。独家分销排除了竞争，利润较高。对生产业来说，有利于控制中间商，提高他们的经营水平，加强产品的形象，增加利润。所以是最受中间商欢迎的分销渠道策略。

【例 4】下列说法正确的有（　　）。

A．如果生产企业能为中间商提供的服务水平高，中间商乐于销售该产品，生产企业可选择直接销售渠道。

B．生产企业在销售能力、储存能力和销售经验等方面具备较好的条件，应选择间接销售渠道。

C．一般来说，生产者要尽量避免和竞争者使用一样的分销渠道。

D．经济萧条时，生产企业应尽量增加流通环节，减少企业自身的销售压力和仓储压力。

【答案】B

【分析】本题考查的是影响分销渠道选择的因素。就中间商因素而言，如果生产企业能为中间商提供的服务水平高，中间商乐于销售该产品，生产企业可采用间接销售渠道；就企业自身而言，如果生产企业在销售能力、储存能力和销售经验等方面具备较好的条件，应选择直接销售渠道；就环境特性而言，经济萧条时，生产企业应尽量减少流通环节，取消非必要的加价。

能力训练与提升

一、选择题

1．不接触商品实体，但它介入渠道，在买主和卖主之间传递信息，为企业节省用于推销的时间、精力的中间商是（　　）。

A．零售商　　B．批发商　　C．代理商　　D．生产商

2．批发商沟通信息功能是指（　　）。

A．批发商把购销信息汇集在一起，成为信息沟通的中枢，提高了市场的透明度

B．业务联系较广泛，能够将生产者的供给与零售商的需求结合在一起

C．批发商向顾客提供商业信贷，为其融通资金

D．批发商通过为零售商训练销售人员、布置店堂和商品陈列、建立会计与存货管理制度

3．特别适合于购买频率不高的选购品零售商店是（　　）。

A．专业商店　B．百货公司　C．超级市场　D．特级市场

4．下列说法正确的是（　　）。

A．批发商从事面向个人消费者的销售活动

B．渠道设计是整个渠道决策的核心

C．折扣百货店是大规模、低成本、低毛利，为消费者自我服务的零售经营方式

D．超级市场的规模比超级商店更大

5．中间商最欢迎（　　）。

A．密集分销　B．独家分销　C．选择分销　D．合作分销

6．渠道评估的标准中最重要的是（　　）。

A．经济性　B．可控性　C．适应性　D．综合性

7．钢琴、轿车、钻石饰品及相当多的产业用品如钢材、化工原料、建材、机器设备等的销售宜采用（　　）。

A．独家分销　B．密集分销　C．选择分销　D．合作分销

8．对于消费品中的选购品（服装、鞋帽、家电等）和工业品中的零配件更合适（　　）。

A．独家分销　B．密集分销　C．选择分销　D．合作分销

9．比较适合消费品中的便利品（饮料、牙膏、洗衣粉、报纸、电话卡等）和工业品中的一般原材料，小五金、小工具等及不宜长期存放的商品（鲜花、水果、肉制品、鲜奶等）更合适（　　）。

A．独家分销　B．密集分销　C．选择分销　D．合作分销

10．下列适合采用直接销售的是（　　）。

A．购买批量小产品　B．商品销售地区比较集中

C．消费者潜在需求多，市场范围大　D．购买数量少、次数多

11．下列不适合采用直接渠道的是（　　）。

A．企业本身资金雄厚

B．生产企业自身在销售力量、销售经验等方面有较好的条件

C．发货限额较高

D．消费者购买数量少、次数多

12．不属于直接分销渠道模式的是（　　）。

A．有些制造商采取邮购方式，将其产品直接销售给最终消费者

B．制造商通过电视电话将其产品直接销售给最终消费者

C．农民在自己农场门口开设门市部，或者在城市市场上摆货摊

D．某制造商通过自己的直接代理商将产品销售给最终用户

13．生产和经营名牌、高档消费品和技术性强、价格较高的工业品的企业多采用（　　）。

A．广泛分销　　B．独家分销　　C．密集分销　　D．选择性分销

二、简答题

1．影响分销渠道选择的因素。

2．渠道决策的内容有哪些？

考情回眸

1．（2011 年考题）某企业推出一种专利产品，针对其少数专门用户，该企业最适合采用（　　）。

A．密集分销　　B．选择分销　　C．独家分销　　D．大量分销

【答案】C

【分析】本题考查分销渠道策略的适用范围。独家分销在许多情况下基于产品的特异性，如专利技术、专门用户、品牌优势或某些技术性强的耐用消费品。企业推出的是专利产品，并且针对极少数专门用户，所以，适合独家分销。而密集分销适用于消费品中的便利品和工业用品的通用设备。

2．（2011 年考题）关于分销渠道的选择，下列说法正确的是（　　）。

A．企业本身资金雄厚，可自由选择分销渠道

B．生产企业规定的发货限额高时，有利于间接销售

C．经济萧条时，应尽量增加流通环节，延长销售渠道

D．从微观环境看，企业大多使用与竞争对手相同的分销渠道

【答案】A

【分析】本题考查的是影响分销渠道选择的因素。企业实力雄厚的企业，可以建立自己的销售网点，也可以选择间接分销渠道；企业规定的发货限额高，有利于直接销售；经济萧条时，尽量减少流通环节，取消非必要的加价；从竞争者因素看，生产者应尽量避免和竞争者使用一样的分销渠道。通过以上分析，本题说法不正确的是 A。

3．（2008 年考题）不属于直接分销渠道模式的是（　　）。

A．制造商通过自己的直接代理商将产品销售给最终用户

B．制造商通过电话将其产品直接销售给最终消费者

C．制造商采取邮购方式将其产品直接销售给最终消费者

D．农民不仅在农场门口还在城市市场上摆摊销售自己的蔬菜

【答案】A

【分析】本题考查的是对分销渠道类型的判断。按照商品在流通过程中是否经过中间转卖分销渠道可分为直接渠道和间接渠道。生产企业将产品直接销售给最终消费者或用户属于直接渠道。其他则属于间接渠道。制造商通过代理商将产品销售给最终用户属于间接渠道。通过电话、邮购方式将产品销售给最终消费者，电话、邮购方式只是一种沟通手段，不是中间商。所以，属于直接销售渠道。农民摆摊销售蔬菜，也是直接销售的方式。故本题答案选择A。

4.（2012年考题）某奶制品加工企业为使广大消费者能方便及时地购买到该公司的奶制品，通常应采取的分销策略是（　　）。

A．密集分销　　B．选择分销　　C．方便分销　　D．独家分销

【答案】A

【分析】本题考查的是分销策略的特点。独家分销在某一地区仅通过一家中间商推销其商品。所以，顾客购买不方便。密集分销市场覆盖率高，使消费者和用户能随时随地买到新产品。奶制品加工企业的分销策略起到了这个作用。所以，本题答案选择A。

5.（2014年考题）关于影响分销渠道选择的因素，下列说法错误的是（　　）。

A．对于单价较低、市场较广的产品，通常采用多环节的间接分销渠道

B．便利品分销渠道应“较长且宽”

C．如果企业能和中间商进行良好地合作，可选择直接分销渠道

D．政府有关商品流通的政策、法规会限制渠道选择的范围

【答案】C

【分析】此题考查的是影响分销渠道选择的因素，从产品因素、环境特性到中间商特性，综合性较强，需要扎实根底。

6.（2013年考题）某体育品牌公司从2012年开始优化分销渠道，在各个地区选择几个实力强，资金雄厚的分销商，不再与规模较小的分销商续约，关闭面积较小，效率较低的零售网点。该公司采取的这种分销策略是（　　）。

A．密集分销　　B．独家分销　　C．大量分销　　D．选择分销

【答案】D

【分析】选择分销是生产企业在某一地区仅通过几个精心挑选的、最合适的中间商推销产品。其特点是：比独家分销面广，利于企业扩大市场，展开竞争；比密集分销节省费用，并较易控制经销商，不必分散太多的精力；加强厂商之间的了解和联系，提高被选中的中间商推销水平。

7.（2012年考题）材料分析题：2000年，乔布斯聘用了罗恩·约翰逊来建立苹果公司自己的苹果零售店。约翰逊说：“大多数人并不了解苹果产品，他们认为苹果是一个异类，如果你想要转变形象，从异类变成炫酷有趣，那么建立一个能给人们提供试用空间的商店很有帮助。”商店风格也将沿袭苹果产品的特点：有趣、简单、时髦、有创意，在时尚和令人生畏之间把握得恰到好处，2001年5月19日第一家苹果零售店开业了，印着“非同凡想“广告词的巨幅海报悬挂在店内。

乔布斯非常重视苹果公司的广告设计和广告媒体的选择。在每次新产品发布会举行以前，他都会邀请一家杂志参与发布会的预测，美国《时代》杂志就参加了2007年iPhone在旧金

山的发布会，报纸也经常被乔布斯用来作为宣传产品的工具，他还总是亲自参与广告短片的制作，他要求作出的广告要新颖而与众不同。

根据以上内容回答下列问题：

苹果零售店只是苹果公司分销渠道中的一种，试从产品因素角度分析影响分销渠道选择的因素。

【答案】

从产品因素角度分析，影响分销渠道选择的因素：

① 产品价格；

② 产品体积和重量；

③ 产品的易毁性或易腐性；

④ 产品的技术性；

⑤ 定制品和标准品；

⑥ 新产品。

【分析】该案例考查的是影响分销渠道因素的产品因素。做题时需要仔细审题。避免误答成影响分销渠道的因素。

第三部分　渠道冲突和渠道管理

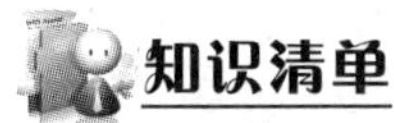

知识清单

一、营销渠道冲突

1. 营销渠道冲突的概念

简称为渠道冲突，就是指渠道成员通过有意或无意的市场行为所触发的存在于公司营销渠道系统外部及内部的各种矛盾的总称。

2. 渠道冲突的根本原因

① 产生渠道冲突的原因很多，购销业务中本来就存在矛盾。

② 渠道成员的任务和权利不明确。

③ 中间商对生产企业的依赖过高。

3. 渠道冲突的基本类型

（1）水平渠道冲突。

水平渠道冲突指的是同一渠道模式中，同一层次中间商之间的冲突。

（2）垂直渠道冲突。

垂直渠道冲突指在同一渠道中不同层次企业之间的冲突，这种冲突较之水平渠道冲突要更常见。

（3）不同渠道间的冲突。

不同渠道间的冲突指的是生产企业建立读取到营销系统后，不同渠道服务于同一目标市场时所产生的冲突。

二、渠道管理

1. 渠道管理的含义

渠道管理是指制造商为实现公司分销的目标而对现有渠道进行管理以确保渠道成员之间相互协调和通力合作的一切活动。

2. 渠道管理的目标

（1）货畅其流；

（2）价格稳定；

（3）市场最大化。

3. 渠道管理的主要内容

（1）选择渠道成员。

理想的中间商应具备的条件：

① 与生产企业的目标顾客有较密切的联系。

② 经营场所的地理位置较为理想。

③ 市场渗透能力较强。

④ 有较强的经营实力（支付能力、销售队伍、流通设施等）。

⑤ 有良好的声誉。

（2）激励中间商并处理好与他们的日常关系

① 直接激励。

一是返利，包括过程返利和销量返利。

过程返利通常包括铺货率、售点气氛（即商品陈列生动化）、安全库存、指定区域销售、规范价格、专销（即不销售竞品）和守约付款等。

销量返利在营销实践中通常有三种形式：销售竞赛，即对在规定的区域和时段内销量第一的渠道成员给予奖励；等级进货奖励，即对进货达到不同等级数量的渠道成员给予奖励；定额返利，即对达到一定数量的进货金额的渠道成员给予奖励。

二是给予中间商尽可能丰厚的利益。

② 间接激励。

一是提供适销对路的优质产品。

二是积极开展促销活动。

三是协助中间商进行人员培训。

（3）对渠道成员的工作成果作出评估，并进行调整。

评估标准：

① 销售配额完成情况。

② 平均存货水平。

③ 送货时间。

④ 对次品与丢失品的处理情况。
⑤ 在促销和培养方面的合作。
⑥ 对消费者提供的服务等。
调整分销渠道的方式：
① 增减分销渠道中的中间商。
② 增减某一种分销渠道。
③ 调整整个分销渠道。

经典例题分析

【例 1】实际营销活动中应用最广泛的激励方法是（　　）。

A．返利　　B．提供适销对路的产品
C．给予中间商尽可能丰厚的利益　　D．积极开展促销活动

【答案】A

【分析】激励中间商的措施有直接激励和间接激励。直接激励又分为返利和给予中间商尽可能丰厚的利益。实际营销过程中应用最广泛的激励方法是返利。

【例 2】某一地区经营 A 企业旅游产品的中间商，认为同一地区经营 A 企业旅游产品的另一家中间商在定价、促销和售后服务等方面过于进取，抢了他们的生意，这属于（　　）。

A．水平渠道冲突　　B．垂直渠道冲突
C．不同渠道冲突　　D．其他冲突

【答案】A

【分析】本题考查的是渠道冲突的类型。水平渠道冲突是同一渠道冲突中，同一层次中间商之间的冲突；垂直渠道冲突是同一渠道冲突中不同层次之间的冲突；不同渠道冲突是企业采取的各种渠道之间的冲突。中间商与中间商之间的冲突属于同一层次中间商之间的冲突。本题答案选择 A。

【例 3】某旅游批发商抱怨旅游生产企业在产品价格方面控制太紧，留给自己的利润空间太小，这属于（　　）。

A．水平渠道冲突　B．垂直渠道冲突　C．不同渠道冲突　D．其他冲突

【答案】B

【分析】本题考查的是渠道冲突的类型。水平渠道冲突是同一渠道冲突中，同一层次中间商之间的冲突；垂直渠道冲突是同一渠道冲突中不同层次之间的冲突；不同渠道冲突是企业采取的各种渠道之间的冲突。旅游批发商与旅游生产企业之间的冲突属于不同层次企业之间的冲突。所以，本题答案选择 B。

【例 4】某旅游景区既向旅游者直接销售旅游门票，同时又请旅行社代理销售其门票。当二者的销售对象相同时，就会发生多渠道冲突，这属于（　　）。

A．水平渠道冲突　　B．垂直渠道冲突
C．不同渠道冲突　　D．其他冲突

【答案】C

【分析】本题考查的是渠道冲突的类型。旅游景区向旅游者直接销售旅游门票，属于直接销售渠道，然后又请旅行代理销售其门票，属于间接销售渠道，所以，旅游景区采取了两种不同的销售渠道，当销售对象相同时，两条渠道发生了冲突。故本题答案选择 C。

【例 5】目的在于提高销售量和利润，直接刺激渠道成员的进货力度而设立的一种奖励形式是（　　）。

A．过程返利　　B．销量返利　　C．销售竞赛　　D．积极开展促销活动

【答案】B

【分析】本题考查的是激励中间商的措施。过程返利目的在于通过考查市场运作的规范性以确保市场健康发展；销售返利是直接刺激渠道成员的进货力度而设立的一种奖励。目的是提高销售量和利润。故本题答案选择 B。

能力训练与提升

一、选择题

1. 生产者通过低价来追求迅速发展，与经销商通过高价来追求盈利而引致冲突，其原因在于（　　）。

A．目标不一致　　B．角色的权力不明确

C．感知不同　　D．互相依赖程度

2. 1996 年夏天，当时格力电器最大的一位经销商，占格力电器销量的 10%以上，囤积了大批空调，正悄悄低价倾销，他的货倾销范围近 10 个省。董明珠发现后立即对此经销商停止供货，解除双方的关系，以上冲突属于（　　）。

A．水平渠道冲突　　B．垂直渠道冲突

C．不同渠道冲突　　D．渠道系统竞争

3. 国美在进军天津和沈阳市场的时候，受到传统家电商场联合抵制所产生的冲突属于（　　）。

A．水平渠道冲突　　B．垂直渠道冲突

C．不同渠道冲突　　D．渠道系统竞争

4. 某水泥厂业务员小李开发了一个新客户老张，水泥合同供应到岸价格为 325 元/吨。该区经销商王某利用各种机会接近老张，最后按照 320 元/吨的到岸价抢走了业务员小李的合同，经销商的这一行为导致了小李和经销商之间的冲突，以上冲突属于（　　）。

A．水平渠道冲突　　B．垂直渠道冲突

C．不同渠道冲突　　D．其他冲突

5. 某产品由于武汉、南京价格差额较大，引起地区间的串货，扰乱武汉市场产品的销售，这属于（　　）。

A．垂直渠道冲突　　B．水平渠道冲突

C．不同渠道冲突　　D．渠道系统竞争

6. 麦当劳的某些特许专售店指控其他专售店用料不实，损害了公众对麦当劳的总体印象，这属于（　　）。

A．水平渠道冲突　　B．垂直渠道冲突

C．不同渠道冲突　　D．渠道系统竞争

7．激励措施中目的在于提高销售量和利润的是（　　）。

A．现金返利　　B．销量返利

C．给予中间商尽可能丰厚的利益　　D．返利

8．对在规定的区域和时段内销量第一的渠道成员给予奖励，这属于（　　）。

A．过程返利　　B．等级进货奖励

C．销售竞赛　　D．定额返利

9．对达到一定数量进货金额的渠道成员给予奖励，这属于（　　）。

A．过程返利　　B．等级进货奖励　　C．销售竞赛　　D．定额返利

10．啤酒批发商全年销售达到10万箱，在年底结算货款的基础上，厂家给予实际销量的3%作为奖励；达到15万箱并全部结清货款，则给予4%的奖励；不足10万箱者不给予奖励，这属于（　　）。

A．过程返利　　B．销量返利　　C．销售竞赛　　D．积极开展促销活动

11．1999年宝洁公司从现有的300多家分销商中寻找出乐意并有实力和宝洁公司发展战略伙伴关系的100多家分销商进行重点发展，而与剩余的分销商中止了合作关系，宝洁公司对渠道的调整属于（　　）。

A．增加中间商　　B．删减中间商　　C．增减渠道　　D．调整整个渠道

二、简答题

1．理想的中间商应具备哪些条件？

2．对渠道成员的工作成果评估标准有哪些？

考情回眸

1．（2011年考题）下列渠道冲突中属于水平渠道冲突的是（　　）。

A．连锁店总部与各分店之间的冲突

B．某产品的制造商与零售商之间的冲突

C．玩具批发商与制造商之间的冲突

D．同一地域麦当劳各连锁分店之间的冲突

【答案】D

【分析】本题考查的是渠道冲突的类型。渠道冲突的类型有水平渠道冲突、垂直渠道冲突和不同渠道间的冲突。水平渠道冲突是同一渠道模式中，同一层次中间商之间的冲突。垂直

渠道冲突是同一渠道中不同层次企业之间的冲突。连锁总部和各分店之间属于渠道上下游的关系，两者冲突是垂直渠道冲突，因而答案选D。

2.（2012年考题）企业选定合格的中间商之后，要加强对中间商的激励、监督和管理，下列属于直接激励方式的是（　　）。

A．提供适销对路的优质产品　　B．给予中间商销售返利

C．帮助中间商积极开展促销活动　　D．协助中间商进行人员培训

【答案】B

【分析】本题考查的是激励中间商的措施。直接激励的方式有返利和给予中间商丰厚的利益。提供适销对路的优质产品、帮助中间商开展促销活动、协助中间商进行人员培训都是间接激励的方式。所以，本题答案选择B。

3.（2013年考题）下列渠道冲突中属于垂直渠道冲突的是（　　）。

A．某连锁店总部与各分店之间的冲突

B．某产品的零售商之间的冲突

C．某产品的制造商与竞争对手之间的冲突

D．同一地区各连锁分店之间的冲突

【答案】A

【分析】本题考查的是渠道冲突的类型。水平渠道冲突是同一渠道冲突中，同一层次中间商之间的冲突；垂直渠道冲突是同一渠道冲突中不同层次之间的冲突；不同渠道冲突是企业采取的各种分销渠道之间的冲突。

4.（2014年考题）一个理想的中间商所应具备的条件不包括（　　）。

A．与生产企业的目标顾客有较密切的联系

B．市场渗透能力比较弱

C．经营场所的地理位置较为理想

D．有良好的声誉

【答案】B

【分析】理想的中间商应具备的条件：①与生产企业的目标顾客有较密切的联系；②经营场所的地理位置较为理想；③市场渗透能力较强；④有较强的经营实力（支付能力、销售队伍、流通设施等）；⑤有良好的声誉。

5.（2015年考题）直接管理销售过程，目的在于通过考察市场运作的规范性以确保市场健康发展。这种激励中间商的措施是（　　）。

A．过程返利　　B．销售返利

C．提供适销对路的优质产品　　D．积极开展促销活动

【答案】A

【分析】过程返利是一种直接管理销售过程的激励方式，目的在于通过考察市场运作的规范性以确保市场健康发展。

6.（2013年考题）除价格原因以外，导致营销渠道冲突的直接原因还包括哪几个方面？

【答案】

渠道冲突的直接原因包括以下几个方面：

（1）存货水平；

（2）大客户原因；

（3）争占对方资金；

（4）技术咨询与服务问题；

（5）分销商经营竞争对手产品。

7.（2011 年考题）任何一家生产企业在选择渠道成员之前，都应明确它的选择条件和标准，那么理想的中间商应该具备哪些条件？

【答案】

（1）与生产企业的目标顾客有较密切的联系；

（2）经营场所的地理位置较为理想；

（3）市场渗透能力较强；

（4）有较强的经营实力；

（5）有良好的声誉。

第七章

产品促销

考纲要求

1. 了解促销和促销组合的含义。
2. 理解促销组合各构成要素的优缺点。
3. 掌握影响促销组合的因素。
4. 理解人员推销的基本策略和组织结构。
5. 了解广告的定义和常用广告媒体的特点。
6. 掌握选择广告媒体应考虑的因素。
7. 理解广告创意的基本要求。
8. 了解营业推广的定义。
9. 理解营业推广的方式。
10. 了解公共关系的基本特征和方式

第一部分　促销和促销组合

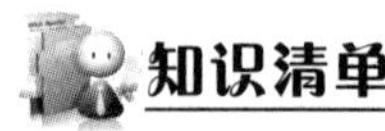

一、促销的含义

（1）促销是企业通过各种方式将产品信息传达给消费者和用户，引起兴趣和关注，激发其购买欲望，促使其购买。

（2）促销活动的实质是一种沟通、说服活动。

（3）一般来说，这种信息传递方式可分为两类：一是单向传递；二是双向传递。

二、促销的作用

①提供信息，沟通关系；②激发欲望，扩大需求；③突出特点，树立形象；④形成趋势，稳定销售。

三、促销组合的定义

促销组合是指企业在促销活动中，把人员推销、广告、营业推广和公共关系有机地结合起来，综合运用，最大限度地发挥整体促销效果，激励和诱导目标市场消费者购买行为的一种策略。

促销方式	优点	缺点
人员促销	直接沟通信息，反馈及时，可当面促成交易	占用人员多，费用高，接触面窄
广告宣传	传播面广，形象生动，节省人力	只能对一般消费者，难以立即促成交易
公共关系	影响面广，信任程度高，可提高企业知名度和声誉	花费力量较大，效果难以控制
营业推广	吸引力大，激发购买欲望，可促成消费者当即采取购买行动	接触面窄，有局限性，有时会降低商品身份

四、影响促销组合的因素

促销组合的因素及分析：

影响因素			促销组合
促销目标	迅速增加销量、扩大企业的市场份额		更多地使用广告和营业推广
	树立企业形象		宣传报道、公众关系
产品类型	消费品		以广告促销为主，辅以公共关系和营业推广，人员推销相对较少
	生产资料		以人员推销为主，配合公共关系和营业推广，而广告相对使用较少
企业的促销策略	“推动”策略		人员推销作用大
	“拉引”策略		广告作用大
购买准备过程阶段	知晓阶段		广告、营业推广
	了解和喜欢阶段		广告、人员推销
	偏好和确信阶段		人员推销、广告
	购买阶段		人员推销、营业推广
产品生命周期	投入期		广告宣传、营业推广
	成长期	提高市场占有率	加强广告宣传
		取得更多利润	加强人员推销
	成熟期		增加各种营业推广活动，削弱广告
	衰退期		营业推广，少量广告
经济前景	通货膨胀时		加强营业推广，减少广告；在促销中特别强调产品价值；提供咨询服务

经典例题分析

【例 1】企业通过各种方式将产品信息传达给消费者和用户，引起其兴趣和关注，激发其购买欲望，促使其购买的行为是（　　）。

A．促销　　B．促销组合　　C．营业推广　　D．公共关系

【答案】A

【分析】本题考查的是促销的含义。

【例 2】具有传播面广、形象生动、节省人力优点的促销方式是（　　）。

A．人员推销　　B．广告　　C．公共关系　　D．营业推广

【答案】B

【分析】本题考查的是对促销组合各构成要素的优缺点的对比分析。具有传播面广、形象生动、节省人力优点的促销方式是广告。

【例 3】增加营业推广，削减广告，此促销策略应用于产品寿命周期中的（　　）。

A．投入期　　B．成长期　　C．成熟期　　D．衰退期

【答案】C

【分析】本题考查的是影响促销组合的因素。

【例 4】对于从事消费品销售的企业而言，优先采取的促销方式依次为（　　）。

A．广告——公共关系——营业推广——人员推销

B．广告——营业推广——人员推销——公共关系

C．人员推销——公共关系——营业推广——广告

D．人员推销——广告——营业推广——公共关系

【答案】A

【分析】本题考查的是影响促销组合的因素——产品类型。消费品种类繁多，购买者众多时，常以广告促销为主，公共关系和营业推广为辅，人员推销相对较少。故答案选择 A。

能力训练与提升

一、选择题

1．促销活动的实质是一种（　　）活动。

A．传递　　B．沟通　　C．销售　　D．买卖

2．（　　）的影响面较广，作用持久，但促销效果不如其他形式来得快而直接。

A．人员推销　　B．广告　　C．公共关系　　D．营业推广

3．（　　）是以最终消费者为主要的促销对象，首先设法引起购买者对产品的需求和兴趣，然后消费者会向中间商寻购这种产品，中间商看到有利可图，再向制造商进货。

A．推动策略　　B．拉动策略

C．稳定策略　　D．重整策略

4．在顾客了解和喜欢阶段，（　　）的效果最好，（　　）其次。

A．人员推销　　B．广告　　C．公共关系　　D．营业推广

5．在产品成熟期，下列促销活动正确的有（　　）。

A．增加广告　　　　B．加大人员推销

C．增加营业推广活动　　　　D．减少营业推广活动

6．吸引力较大，激发购买欲望，但接触面窄，有时会降低商品身份的促销方式是（　　）。

A．人员推销　　B．公共关系　　C．广告　　D．营业推广

7．（　　）能直接沟通信息，反馈及时，可当面促成交易，但费用较高。

A．人员推销　　B．公共关系　　C．广告　　D．营业推广

8．吸引力大，激发购买欲望，可促成消费者当即采取购买行动的促销方式是（　　）。

A．人员推销　　B．广告　　C．公共关系　　D．营业推广

9．促销组合体现了市场营销理论的核心思想（　　）。

A．顾客需求　　B．社会营销　　C．整体营销　　D．大市场营销

10．在顾客的购买阶段，促销方式应以（　　）为主。

A．人员推销　　B．广告　　C．公共关系　　D．营业推广

考情回眸

1．（2009 年考题）以下关于促销说法正确的是（　　）。

A．一般情况下消费品营销企业优先采取的促销方式依次为：广告、人员推销、营业推广、宣传报道

B．采用拉引策略主要是通过销售人员讲解优惠政策来吸引顾客

C．在顾客购买过程中的购买阶段：以人员推销为主

D．到了产品成熟期，应增加广告宣传，减少营业推广

【答案】C

【分析】本题考查的是影响促销组合选择的因素。一般情况下消费品营销企业优先采取的促销方式依次是广告、公共关系、营业推广、人员推销；企业采用拉引策略主要是通过广告吸引顾客购买进而吸引中间商销售。而不是通过人员推销。在产品成熟期，应增加营业推广、减少广告。故本题答案选择 C。

2．（2012 年考题）在促销组合的四种构成要素中，影响面广，信任度高，可提高企业知名度，但花费力量较大，效果又难以控制的要素是（　　）。

A．人员推销　　B．广告宣传　　C．公共关系　　D．营业推广

【答案】C

【分析】本题考查的是促销组合各构成要素的特点。本题题干是公共关系的优缺点。要求学生对此知识点进行掌握。

3．（2014 年考题）在促销组合的各构成要素中，影响面广，信任程度高，可提高企业知名度和声誉的是（　　）。

A．人员推销　　B．广告宣传　　C．公共关系　　D．营业推广

【答案】C

【分析】要求学生熟记四种促销方式的优缺点。

4.（2015 年）当产品处于成熟期，企业为了与竞争对手相抗衡，保持已有的市场份额，应采取的促销措施有（　　）。

A．广告和人员推广

B．增加广告，削弱营业推广

C．营业推广，削弱广告

D．增加人员推销，削弱营业推广

【答案】C

【分析】本题主要考查影响产品促销组合的因素。

5.（2015 年）广告宣传是企业的主要促销形式之一，该促销方式的有哪些优缺点？

【答案】优点：传播面广，形象生动，节省人力。

缺点：只能对一般消费者进行，难以立即促成交易。

第二部分　人员推销和广告

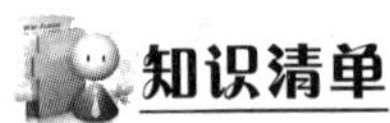

知识清单

一、人员推销

（1）人员推销的定义。

（2）人员推销的任务。

（3）人员推销的方式。

（4）人员推销的基本策略。

基本策略	含义	关键
试探性策略	即“刺激—反应”策略，推销人员利用刺激性的方法引发顾客的购买行为的策略	引起顾客的积极反应，激发顾客的购买欲望
针对性策略	即“配方—成交”策略，通过推销人员利用针对性较强的说服方法，促成顾客购买行为的发生的策略	促使顾客产生强烈的信任感
诱导性策略	即“诱发—满足”策略，是指推销人员通过运用能激发顾客某种欲望的说服方法，唤起顾客的潜在需求，诱导顾客采取购买行为的策略	推销人员要有较高的推销技巧和艺术，能够诱发顾客产生某方面的需求，然后抓住时机，向顾客介绍产品的功效，说明所推销的产品正好能满足顾客的需要，从而诱导顾客购买

（5）人员推销的组织结构。

组织结构	含义	适用范围（特点）
区域式结构	企业将目标市场划分为若干个销售区域，每个销售人员负责一个区域的全部销售业务	最简单的组织结构形式
产品式结构	企业将产品分为若干类，每个销售人员或几个销售人员为一组，负责销售一种或几种产品的推销组织结构形式	适合产品类型较多，且技术性强、产品无关联的情况
顾客式结构	企业将目标市场按顾客的属性进行分类，不同的推销人员负责向不同类型的顾客进行推销活动的组织结构形式	用于同类顾客比较集中时的产品推销
复合式结构	企业的产品类别多，顾客的类别多且分散时，综合考虑区域、产品和顾客因素，按区域—产品、区域—顾客、产品—顾客或者区域—产品—顾客来分派销售人员的形式	

二、广告

1．广告的含义

狭义的广告是指由确定的广告主通过付费取得可控制形式的非个体传播，以劝说的方式向目标市场推销产品、服务或观念。

广义的理解，凡是以说服的方式所进行的公开宣传，都可以成为广告。

2．常用广告媒体的特点

常用媒体	优点	缺点
报纸	1．覆盖面广，读者广泛而稳定； 2．传播信息迅速及时，且可供人们反复阅读； 3．信息易于长期保存，可反复刊登，加深人们的印象； 4．制作简单，方便灵活，费用低廉	1．受版面限制大，表现形式单调，易被读者忽视； 2．时效短，表现力差。
杂志	1．专业领域分布广泛； 2．广告的目标明确，宣传针对性强； 3．广告制作精良，有极大的吸引力； 4．能长期保存、阅读率高	1．读者面较窄，专业杂志只适合专业性的广告； 2．出版周期长、时效性差； 3．制作比较复杂，费用相对比较高
广播	1．语言和音响效果的传播不受时空限制 2．传播速度快，灵活性极强； 3．传播的对象广泛，针对性强； 4．可以多次重复，加深人们的印象。	1．声音传送信息，表现力差； 2．声音转瞬即逝，难以记忆和保存

续表

常用媒体	优点	缺点
电视	1．覆盖面广，促销作用明显； 2．声形并茂、画面优美、表现手法丰富； 3．信息传送不受时空限制，具有强制力	1．如制作、播出费用较高； 2．电视信息不易保留； 3．目标观众不易选择，针对性差； 4．反复播放同一内容的广告，也会产生逆反心理
邮寄	1．不受时间、地点限制； 2．能有效地突出产品的特点； 3．有利于提高产品的知名度，打开产品的销路	1．制作费用相对较高，过多的印刷品广告会引起消费者的反感； 2．一旦实际产品与介绍不符，反而会降低产品和企业的信誉
户外	1．广告形象生动，反复诉求效果强； 2．有利于加深消费者对产品和企业形象的印象； 3．传播主题鲜明，能吸引消费者的注意	1．地点选择有一定的限制； 2．修改难度较大； 3．不易长期保持鲜明整洁的形象
销售现场	1．设计独特、主题鲜明、富有艺术感染力； 2．增加购物气氛，美化环境，推销作用强	如用不当，会产生陈旧、单调、拥挤、零乱的感觉，有损商品和企业的形象
互联网	表现形式丰富多样，不受时空限制，传播范围广泛，传播方式具有交互性，信息传播速度快、成本低	网络广告形式受网络技术的条件的制约严重，缺少权威性和可信度，广告信息易被过滤等

三、常用广告媒体选择的因素

（1）注意广告传播的对象；
（2）注意产品的销售范围；
（3）注意广告媒体的影响力；
（4）注意广告的费用；
（5）注意商品的特性。

四、广告创意的基本要求

（1）表现广告主题；
（2）引人注目；
（3）独特新颖；
（4）简明易懂；
（5）传达情感。

经典例题分析

【例 1】推销人员利用针对性较强的说服方法，促成顾客购买行为的发生的策略是（　　）。

A．试探性策略　　B．针对性策略
C．诱导性策略　　D．刺激—反应策略

【答案】B

【分析】本题考查的是人员推销的三种基本策略的含义。

【例 2】适用于产品类型较多，且技术性强、产品间无关联的人员推销的组织结构是（　　）。

A．区域式结构　　B．产品式结构

C．顾客式结构　　D．复合式结构

【答案】B

【分析】A 适用于商品品种少，市场范围较大的企业；C 适用于同类顾客比较集中时的产品推销；D 适用于企业的产品类别多、顾客的类别多且分散时的情况。

【例 3】报纸广告的优点是（　　）。

A．传播信息迅速及时，供人们反复阅读

B．专业领域分布广泛、宣传针对性强

C．针对性强，可以多次反复，加深人们的印象

D．声形并茂、画面优美、表现手法丰富

【答案】A

【分析】本题考查的是常用媒体的特点。B 是杂志广告的优点；C 是广播广告的优点；D 是电视广告的优点。所以本题答案选择 A。

【例 4】下列对常用广告媒体的特点表述正确的是（　　）。

A．电视广告制作简单、方便灵活、费用低廉

B．专业杂志只适合做专业性的广告；出版周期长、时效性差

C．过多的户外广告容易引起顾客的反感

D．邮寄广告能够增加购物气氛，美化环境

【答案】B

【分析】本题考查的是常用广告媒体的特点。A 是报纸广告的优越性；C 是邮寄广告的缺点；D 是销售现场广告的优点。所以，表述正确的是 B。

【例 5】日本丰田汽车的广告集中在男士们每天必看的报纸上，在男士很少光顾的电视中，很少做广告。丰田汽车在选择广告媒体的过程中考虑的因素是（　　）。

A．注意产品的销售范围　　B．注意商品的特性

C．注意广告媒体的影响力　　D．注意广告传播的对象

【答案】D

【分析】本题考查的是选择广告媒体应考虑的因素。日本丰田汽车之所以不在电视中做广告，是因为他的传播对象是男士。男士很少有时间看电视，而报纸却是每天必看的。所以选择了报纸广告。所以丰田汽车宣传时注重了广告传播的对象。

【例 6】被称为广告的生命和灵魂的是（　　）。

A．广告创意　　B．广告主题　　C．引人注目　　D．广告要求

【答案】A

【分析】本题考查的是广告创意的基本要求。“创意”被称为广告的生命和灵魂

能力训练与提升

一、选择题

1.（　　）是一种最简单的组织结构形式。

A．区域式结构　B．产品式结构　C．顾客式结构　D．综合式结构

2.（　　）的优点是推销人员可以更加熟悉和了解自己的顾客，更能掌握其需求特点及决策过程，以利于在推销活动中有的放矢，提高成功率。

A．区域式结构　B．产品式结构　C．顾客式结构　D．综合式结构

3.（　　）适合产品类型较多、技术性较强、产品间无关联的情况。

A．区域式结构　B．产品式结构　C．顾客式结构　D．综合式结构

4.（　　）又称为配方—成交策略。

A．试探性策略　B．针对性策略　C．诱导性策略　D．复合型策略

5.（　　）的关键是促使顾客产生强烈的信任感。

A．试探性策略　B．针对性策略　C．诱导性策略　D．复合型策略

6. 推销人员运用能激起顾客某种欲望的说服方法，唤起顾客的潜在需求，诱导顾客采取购买行为的策略是（　　）。

A．试探性策略　B．针对性策略　C．诱导性策略　D．复合型策略

7. 产品类别多、顾客的类别多且分散时，综合考虑区域、产品和顾客因素而采用的推销组织机构是（　　）。

A．区域式结构　B．产品式结构　C．顾客式结构　D．综合式结构

8. 下列说法不正确的是（　　）。

A．广告是一种开放式的大众传播活动。

B．付费的宣传是广告，不付费的宣传不是广告。

C．优秀的广告是一种文化消费，可以引导消费走向文明健康。

D．广告的缺点是只能对一般消费者进行，难以立即促成交易。

9. 最早的广告媒体是（　　）。

A．杂志　B．广播　C．电视　D．报纸

10.（　　）是传播信息较迅速、覆盖面较广的一种广告媒体。

A．杂志　B．广播　C．电视　D．报纸

11.（　　）是实现广告目标的第一步。

A．广告主题　B．引人注目　C．独特新颖　D．简明易懂

12.“多则惑，惑则迷，迷则乱，乱则空”，这要求广告创意应符合（　　）。

A．广告主题　B．引人注目　C．独特新颖　D．简明易懂

13.（　　）广告对于地点选择有一定的局限性，修改难度大。

A．报纸　B．杂志　C．户外　D．销售现场

14.（　　）广告不受地间、时点限制。

A．户外　B．邮寄　C．电视　D．销售现场

15. 车身、霓虹灯、招贴、旗帜上传播广告信息，属于（　　）广告。

A．户外　　B．邮寄　　C．电视　　D．销售现场

16．关于广播广告的优点，正确的是（　　）。

A．可以长期保存，宣传针对性强　　B．费用低廉

C．传播速度快，灵活性强　　D．声形并茂，画面优美，表现手法丰富

二、简答题

1．选择广告媒体应该考虑的因素有哪些？

2．广告创意的基本要求有哪些？

考情回眸

1．（2010 年考题）推销部门最简单的组织形式是（　　）。

A．复合结构式　　B．区域结构式　　C．顾客结构式　　D．产品结构式

【答案】 B

【分析】 本题考查的是人员推销的组织结构。推销部门最简单的组织形式是区域式结构。所以本题答案是 B。

2．（2011 年考题）当企业的产品类别多、顾客的类别多且分散时，适合采用的人员推销的组织结构是（　　）。

A．区域式结构　　B．产品式结构　　C．顾客式结构　　D．复合式结构

【答案】 D

【分析】 A 适合商品种类较少，并且销售区域较广的企业；B 适合产品类型较多，且技术性强、产品间无关联的情况；C 适合同类顾客比较集中时的产品推销。本题答案选择 D。

3．（2012 年考题）广告创意是整个广告活动的一个组成环节，好的广告创意的首要任务是（　　）。

A．引人注目　　B．独特新颖　　C．简明易懂　　D．传达情感

【答案】 A

【分析】 本题考查的是广告创意的基本要求。引人注目是实现广告目标的第一步。一个好的广告作品首先应当能在众多同类广告互相竞争的市场环境中引起受众的兴趣和注意。引人注目是广告创意的首要任务。本题答案选择 A。

4．当产品类型较多，且技术性较强、产品间无关联时，企业适合采用的人员推销组织结构是（　　）。

A．区域式结构　　B．顾客式结构　　C．产品式结构　　D．复合式结构

【答案】 C

【分析】 A 适合商品种类较少，并且销售区域较广的企业；B 适合同类顾客比较集中时的产品推销；C 适合产品类型较多，且技术性强、产品间无关联的情况；D 适合企业的产品类

别多、顾客的类别多且分散时的情况。

5.（2014 年考题）“创意”被称为广告的生命和灵魂，广告创意的首要任务是（　　）。

A．降低成本　　B．传达情感　　C．简单易懂　　D．引人注目

【答案】D

【分析】本题考查的是广告创意的基本要求。引人注目是实现广告目标的第一步。一个好的广告作品首先应当能在众多同类广告互相竞争的市场环境中引起受众的兴趣和注意。引人注目是广告创意的首要任务。

6.（2011 年考题）在现代广告中，“创意”被称为广告的生命和灵魂。除了必须遵循广告的真实性、心理性、实效性、艺术性和合法性等基本原则外，广告创意还应符合哪些基本要求？

【答案】广告创意还应符合的基本要求有：①表现广告主题；②引人注目；③独特新颖；④简明易懂；⑤传达情感。

7.（2014 年考题）人员推销的组织结构包括哪些？其中最简单的组织结构是哪一种？

【答案】人员推销的组织结构包括：①区域式结构；②产品式结构；③顾客式结构；④复合式结构。其中最简单的组织结构是：区域式结构。

8.（2012 年考题）2000 年，乔布斯聘用了罗恩约翰逊来建立苹果公司自己的苹果零售店。约翰逊说：“大多数人并不了解苹果产品，他们认为苹果是一个异类，如果你想要转变形象，从异类变成炫酷有趣，那么建立一个能给人们提供试用空间的商店很有帮助。”商店风格也将沿袭苹果产品的特点；有趣、简单、时髦、有创意，在时尚和令人生畏之间把握得恰到好处，2001 年 5 月 19 日第一家苹果零售店开业了，印着“非同凡想“广告词的巨幅海报悬挂在店内。

乔布斯非常重视苹果公司的广告设计和广告媒体的选择。在每次新产品发布会举行以前，他都会邀请一家杂志参与发布会的预测，美国《时代》杂志就参加了 2007 年 iPhone 在旧金山的发布会，报纸也经常被乔布斯用来作为宣传产品的工具，他还总是亲自参与广告短片的制作，他要求作出的广告要新颖而与众不同。

根据以上内容回答下列问题：

苹果公司的广告宣传选择了杂志、报纸、电视等媒体，选择广告媒体时除了要注意商品本身的特性，还应该考虑哪些因素？

【答案】

① 注意广告传播的对象；② 注意产品的销售范围；③ 注意广告媒体的影响力；④ 注意广告的费用。

9.（2015 年）下列不属于户外广告的优点的是（　　）。

A．有利于加深消费者对产品和企业形象的印象

B．传播主题鲜明，能吸引消费者的注意

C．不受时间、地点限制

D．广告形象生动，反复诉求效果强

【答案】C

【分析】本题主要考查户外广告的主要特点，户外广告的局限性之一是地点选择有一定的

限制。

第三部分　营业推广和公共关系

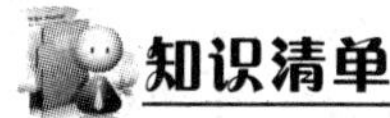

知识清单

一、营业推广

1. 营业推广的定义

2. 营业推广的方式

	内容	特点	形式	适合
针对消费者	赠送样品	是推出新产品、占领新市场时常用的一种有效方式	直接邮寄、街头分送、媒体分送、店内赠送	
	折价券	持有者凭券在限定期限内购买商品时可以低于商品标价购买商品的一种凭证	（1）折价券可直接邮寄； （2）附在其他商品中； （3）也可随广告附送	购买频率高或一次购买量较大的商品。
	特价	（1）低于常规价出售的方法； （2）刺激短期销售效果较好	（1）单列减价； （2）组合减价	
	产品陈列或示范	展示产品的性能与特长，打消顾客疑虑	利用有利位置进行橱窗陈列、柜台陈列或流动陈列	
	交易印花	顾客购买商品后，将所发的印花集到一定张数后，便可换取赠品或享受优惠折扣	积分卡形式，一次性或几次累计消费到一定金额后领取贵宾卡，长期享受折扣优惠	
	随货赠品	是指消费者买A商品送B商品	包装内；包装上；包装外	早期被商品供应厂商使用
针对中间商	销售折扣	对长期合作或销售努力的中间商给予一定的折扣	批量折扣、现金折扣、季节折扣	
	资助奖励	生产企业为鼓励中间商，采用资金奖励或补贴形式	经销补贴、展品补贴、广告津贴、清货津贴和降价津贴	
	赠品		赠送有关设备、广告赠品	日常办公、生活用品
	节日公关	邀请中间商参加，以加强彼此的合作	集中举办各类招待会、免费旅游等活动	
	业务会议	短期内集中订货，大量交易		
	代销	对新产品、进行市场渗透的产品和企业滞销的产品开展代销业务	（1）企业寻找合适的代理商； （2）企业委托经销商开展本企业产品销售的代理业务	企业的任何商品都可以代销
针对推销员	销售红利	以鼓励推销员多推销商品	事先规定销售指标，超指标按比例提取一定的红利	
	推销竞赛	用以鼓励推销员，调动推销员的积极性	对推销产品有功的人员或销售额领先的推销员给予奖励	
	特别推销金	以鼓励其努力推销本企业的产品	企业给予推销人员一定的现金、礼品或本企业的产品	

二、公共关系

1．公共关系的定义

2．公共关系的基本特征

（1）以社会公众为对象；
（2）以树立形象为目标；
（3）以互惠互利为原则；
（4）以长远持久为方针；
（5）以真实坦诚为信条；
（6）以沟通为手段。

三、公共关系的方式

（1）新闻宣传；
（2）企业自我宣传；
（3）开展、赞助某些公益、文化行活动；
（4）举办公关专题活动；
（5）提供各种优惠服务；
（6）充分利用名人效应；
（7）利用展销会或展览会。

经典例题分析

【例 1】吸引顾客长期购买本企业产品的是（　　）。

A．销售折扣　　B．交易印花　　C．赠品　　D．销售竞赛

【答案】B

【分析】本题主要考查学生对营业推广的理解，销售折扣、赠品是针对中间商的推广方式，销售竞赛是对推销人员的推广方式，对消费者的推广方式是交易印花。

【例 2】汰渍洗衣粉进入湖北市场时，通过打工的大学生派送 40 克包装的洗衣粉给武汉的消费者，销售量大增。汰渍采用的营业推广的方式是（　　）。

A．折价券　　B．赠送样品　　C．特价　　D．交易印花

【答案】B

【分析】本题考查的是针对消费者的营业推广方式。汰渍向消费者赠品洗衣粉的方式是赠送样品。

【例 3】康明集团公司生产的眼镜是出口免检产品，长期畅销欧洲市场，近几年该公司开始注重国内市场开发，从 2000 年开始，每年免费为本市中学生做眼睛检查，并向高考成绩优秀的学生赠送高档眼镜，这种行为属于（　　）。

A．人员推销　　B．广告促销　　C．营业推广　　D．公共关系

【答案】D

【分析】本题考查的是对公共关系的理解。康明公司免费为学生做眼镜检查，赠送高档眼睛属于树立企业的良好信誉和形象的行为，是属于公共关系的方式。

【例 4】下列属于对中间商的营业推广方式的是（　　）。

A．交易印花　　B．特价　　C．资助奖励　　D．特别推销金

【答案】C

【分析】本题考查的是对消费者、中间商、推销人员的营业推广方式的区别。A 交易印花和 B 特价是针对消费者的营业推广方式。C 资助奖励是生产企业为鼓励中间商经营本企业产品，采用资金奖励或补贴形式。D 特别推销金是企业给予推销人员一定的现金、礼品或本企业的产品。所以本题选择 C。

【例 5】下列不属于公共关系基本特征的是（　　）。

A．以沟通为手段　　B．以目标顾客为对象

C．以互惠互利为原则　　D．以真实坦诚为信条

【答案】B

【分析】本题主要考查的是公共关系的基本特征。公共关系是以社会公众为对象的，所以选 B。

能力训练与提升

一、选择题

1．关于营业推广，下列说法正确的是（　　）。

A．营业推广是一种长期推销方式

B．营业推广和广告一样都是常规性的促销方式

C．营业推广是其他促销方式的补充方式

D．采用营业推广，容易导致消费者需求动机的衰变和购买行为的惰性

2．宝洁公司将其潘婷洗发水和护发素包装在一起进行减价销售，这是（　　）。

A．赠送礼品　　B．特价　　C．随货赠品　　D．折价券

3．对购买频率高和一次购买量较大的商品，可以采用（　　）。

A．赠送样品　　B．折价券　　C．交易印花　　D．随货赠品

4．以积分卡的形式操作，分一次性或几次累计消费到一定金额后领取贵宾卡，长期享受折扣优惠，这是（　　）。

A．赠送样品　　B．折价券　　C．交易印花　　D．随货赠品

5．销售折扣不包括（　　）。

A．批量折扣　　B．现金折扣　　C．季节折扣　　D．心理折扣

6．下列属于针对中间商的营业推广形式是（　　）。

A．交易印花　　B．节日公关　　C．销售红利　　D．推销竞赛

7．1995 年，宝洁公司在贵阳举办了“汰渍”洗衣粉派送活动，具体做法是：营销人员将“汰渍”试用装洗衣粉派送到每个普通家庭，这属于（　　）。

A．广告促销　　B．人员推销　　C．公共关系　　D．营业推广

8．生产企业给予中间商的广告津贴属于（　　）。

A．销售折扣　　B．资助奖励　　C．节日公关　　D．代销

9．一个企业或团体为了适应环境的需要，争取社会各界的理解、信任和支持，树立企业或团体的良好信誉和形象而采取的一系列活动是（　　）。

A．人员推销　　B．营业推广　　C．公共关系　　D．广告

10．公共关系的基本目标是（　　）。

A．树立企业形象　B．获取利润　　C．追求销售量　　D．扩大市场占有率

11．海尔的“砸冰箱”事件的公关方式是（　　）。

A．开展公益性、文化性活动　　B．举办公关专题活动

C．企业自我宣传　　D．制造新闻事件

12．通过举办各种联谊会、茶话会、消费者接待日、文化沙龙等社交活动进行，这种公关方式是（　　）。

A．开展公益性、文化性活动　　B．举办公关专题活动

C．企业自我宣传　　D．制造新闻事件

二、简答题

1．针对中间商的营业推广方式有哪些？

2．简述公共关系的基本特征

考情回眸

1．（2010年考题）在以下营业推广方式中，不适合消费者的营业推广方式的是（　　）。

A．优惠券　　B．交易印花　　C．现场示范　　D．年终分红

【答案】 D

【分析】 本题考查的是对消费者、中间商和推销人员开展的营业推广方式的区别。优惠券、

交易印花、现场示范都适合消费者。D年终分红是针对推销人员的营业推广方式。

2.（2011年考题）某饮料生产商为鼓励经销商经营其产品，给经销商提供广告津贴和产品补贴，这种经营推广方式是（　　）。

A．销售折扣　　B．资助奖励　　C．销售红利　　D．特别推销金

【答案】B

【分析】本题考查的是对营业推广方式的理解。A销售折扣是对长期合作或销售努力的中间商给予一定的折扣。B资助奖励是为鼓励中间商经营本企业产品，采用资金奖励或补贴的形式，包括经销补贴、展品补贴、广告津贴、清货津贴和降价津贴。C、D是针对推销人员的营业推广方式。

3.（2011年考题）下列不属于公共关系基本特征的是（　　）。

A．以社会公众为对象　　B．以广告宣传为手段

C．以树立形象为目标　　D．以互惠互利为原则

【答案】B

【分析】本题主要考查公共关系的基本特征。它是以沟通为手段的。

4.（2013年考题）近年来，我国白酒行业在产能过剩、市场挤压的背景下，进入了战略调整期。2013年名牌白酒的价格出现连续下跌，白酒行业的销售收入下滑明显。某知名白酒生产企业为保证2013年营业收入的增长，重点加大了中低档白酒国内市场的产品促销力度，在国内重点城市开展营业推广活动，希望通过组织销售商洽谈会、产品降价打折等方式全面提高国内市场的销售收入。同时，推进海外市场扩张，在保持原有的东南亚等传统市场基础上，不断加大东欧、北美等市场的开拓力度。一方面加大渠道整合力度，构建海外销售体系；另一方面通过在海外持续开展行业展会等各种形式的营业推广活动，迅速提升消费者的品牌认知，力求在短期内增加高端白酒在国际市场的销售收入。

根据以上内容回答下列问题：

（1）该企业为保证营业推广活动取得预期的满意效果，应该进行营业推广的方式策划，在确定营业推广目标、制定营业推广方案后，还应依次进行哪几项工作？

（2）一般情况下，企业制定的营业推广方案应包括哪几项内容？

【答案】

（1）确定营业推广目标、制定营业推广方案后，还应依次进行的工作是：

① 营业推广方案的测试；② 营业推广方案的实施；③ 推广方式；④ 推广途径；⑤ 推广期限；⑥ 推广时机；⑦ 推广预算。

反侵权盗版声明